リマインドカード

コツコツ体操は骨と筋肉を刺激することで、糖尿病予防を期待できる簡単な運動です。好きな場所に貼り、毎日の習慣にしましょう。

コツコツ体操＊立って行う麦踏みエクササイズ

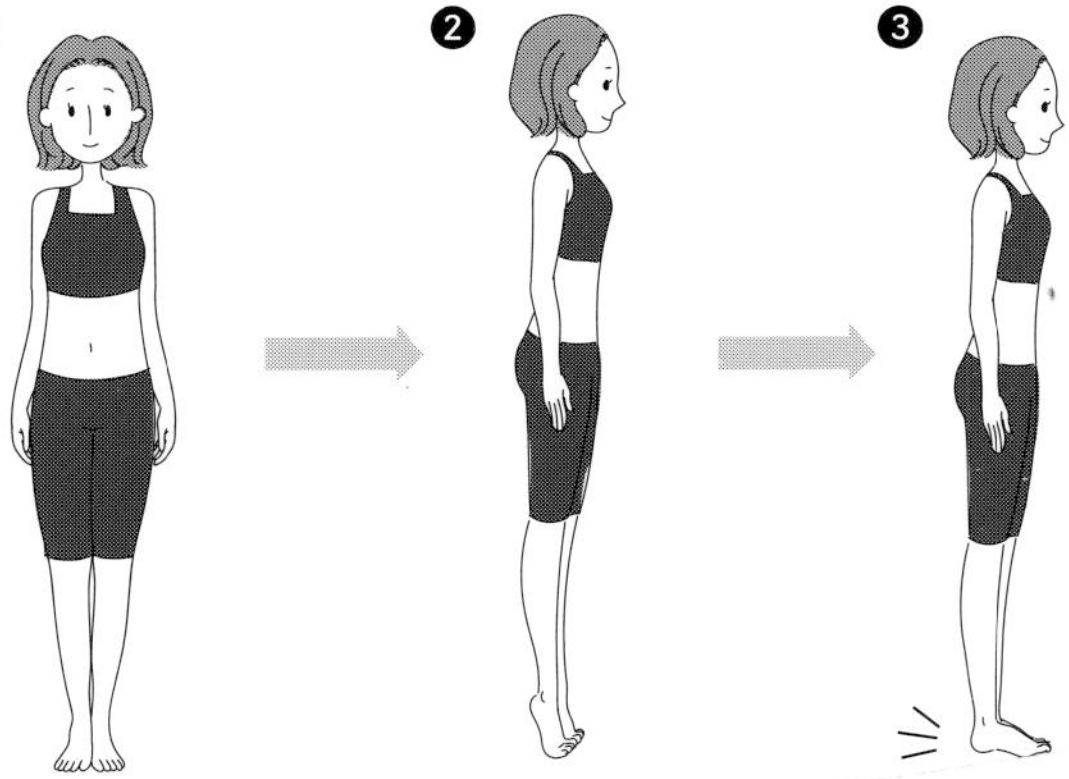

❶ 両足をぴったりつけて、つま先とかかとを平行にして立ちます。

❷ つま先立ちにな
ふくらはぎ
いること

❸

コツコツ体操＊座って行

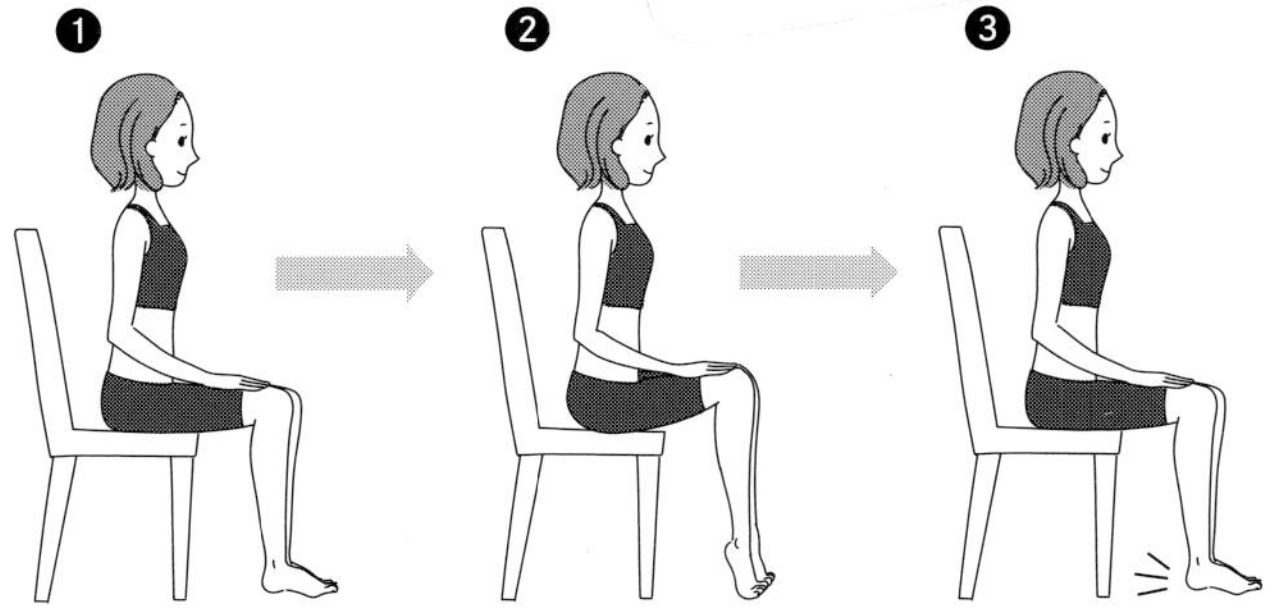

❶ 椅子に浅く腰をかけます。

❷ つま先立ちになり、ふくらはぎが上に動いたことを意識します。

❸ かかとをトンと下ろします。

薬を使わない薬剤師が教える

「第三の脂肪」撃退！
糖尿病を不治の病にしない最強の方法

薬剤師・栄養学博士
宇多川久美子

河出書房新社

はじめに

あなたの身近に、糖尿病の方または糖尿病予備軍の方はいませんか。あるいは、あなた自身はいかがですか。

この問いに対して、およそ6人に1人が、「はい」と答えるでしょう。

2016年の「国民健康・栄養調査結果の概要」では、糖尿病が強く疑われる者を約1000万人、糖尿病の可能性を否定できない者も約1000万人、合計約2000万人と推計しています。

2019年の同調査結果の概要では、糖尿病が強く疑われる者について「この10年間でみると有意な増減は見られない」としていますので、おそらく現在も糖尿病の有病者と予備軍は、合わせて約2000万人程度存在すると考えられます。日本の人口は約1億2500万人ですから、約16%。つまり6人に1人くらいということになるというわけです。

ちなみにこの「有意な増減は見られない」というのは決して良いことではありません。増えた状態のまま変わっていないということなのです。

こうした患者さんの多さと、発症しても自覚症状はほとんどなく、初期段階では日常生活に支障をきたすような症状も出にくい疾病《しっぺい》であることが、「糖尿病」と聞いても、それほど深刻に捉えない人が多い理由であるように感じます。糖尿病は「沈黙の病」といわれるように、足音もなくしのび寄ってきて発症するのです。

しかし、糖尿病はとても怖い病気です。初期にはたいしたことがなくても進行するとさまざまな合併症を引き起こします。三大合併症と呼ばれるのは、冷えやしびれなどが起こる糖尿病性神経障害、目に障害が起こる糖尿病性網膜症《もうまくしょう》、腎臓に障害が起こる糖尿病性腎症《じんしょう》。これだけではありません。心筋梗塞《こうそく》や狭心症《きょうしん》、脳梗塞などの引き金になる可能性も高いのです。

「糖分を控えれば、安心でしょう?」

もし、糖分を「甘いもの」という意味で使っているなら、それだけでは正しい考えではありません。一般的には、糖質や糖類という言い方がありますが、いわゆる「甘いもの」は糖類のこと。糖質の一部です。糖質は、ブドウ糖や果糖などの単糖類、ショ糖などの二糖類、でんぷんなどの多糖類に分かれていて、単糖類と二糖類を糖類と呼びます。

糖尿病には1型と2型がありますが、日本人の糖尿病罹患《りかん》率の**約9割を占めるのは2型糖尿病で、2型糖尿病を起こす人の共通点として、脂肪肝《しぼうかん》が挙げられます。脂肪肝の原因の一つは糖質の摂りすぎ。糖質の摂取を適切にすることは脂肪肝を改善することにつながり、その結果、重度の糖尿病も改善するという研究発表も出ています。**

私は、近年、**「第三の脂肪」**と呼ばれて注目されている脂肪肝に対処することが、現代の糖尿病患者とその予備軍の方々の健康を取り戻すことにつながると考えています。

軽度の肥満であったり、むしろ肥満体型でないのに糖尿病と診断されることがあるのも、脂肪肝に原因があるのではと思うからです。

「でも、薬を飲めばコントロールできるのでしょう?」

そう思っているなら、とても危険です。

確かに糖尿病に有効な薬はいろいろあります。しかし、投薬は症状を抑えるためのものであって、改善に向かうためのものではありません。長期服用により効かなくなることもありますし、副作用が起こる可能性もあります。

「じゃあ、どうすればいいの?」

脂肪肝は、食習慣の改善や運動習慣の見直しで遠ざけることが十分に可能です。それが糖尿病の予防や改善につながります。といっても、難しいことは必要ありません。たとえば、ちょっとした食習慣の見直し。それから、ちょっとしたストレッチや通勤時間などを利用した軽い運動も、続けることで効果があります。

「でも、一度糖尿病と診断されて薬を処方されたり、インスリン注射が必要になってしまったら、もう一生つきあっていくしかないのでしょう?」

これも正しい認識とはいえません。2型糖尿病の場合は、日常生活を見直すことで、薬を減らしたり、飲まなくてもすむようになったり、インスリン注射をしなくてすむようになる可能性もあるのです。

本書では、読者のみなさんが、ストレスなく糖尿病を遠ざけることができるよう、栄養学・運動生理学や薬剤師としての知識を活かし、毎日、ちょっとした工夫で続けられるヒントをお話ししていきます。

宇多川久美子

CONTENTS

第3章　食事対策は基本の「き」！

第4章　薬に依存しないために正しい薬の知識を持つ

第5章　コツコツ体操で糖尿病を遠ざける

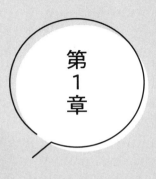

第1章

「第三の脂肪」脂肪肝・脂肪膵を侮るなかれ

血糖値を下げるのは対処にすぎない。根本的な解決を目指そう

糖尿病対策には、**血糖値《けっとうち》を下げれば良い**と捉えている人は多いでしょう。

もちろんそうなのですが、これはいわゆる対処であって、根本的な解決ではありません。

高血糖というのはあくまでも〝症状〟であって、〝原因〟ではないからです。

根本的な原因はどこにあるのかといえば、**「インスリン抵抗性が大きい」**ということ、そしてインスリン抵抗性が大きいために**「インスリンの分泌が過剰に促される」**ということです。

まずは糖尿病とは何か、さらにはインスリン抵抗性が大きいとは何かをお話ししましょう。

◆糖尿病＝糖代謝の異常

糖尿病とは何か。ひとことでいえば、糖代謝の異常です。

糖代謝というのは、食事で摂取したエネルギーを筋肉や臓器が消費して活動し、余分なエネルギーは備えておいて、必要なときに利用するというサイクルのことをいいます。

ごはんやパンに代表される炭水化物が多い食べ物が口から入ると、食道を通り、胃や十二指腸で消化されてブドウ糖になり、小腸から吸収されますが、寝ている間など、食事をしない時間が続いているときは、主に肝臓によって糖が作られます（糖新生《とうしんせい》といいます）。

吸収された糖分は血液中に溶け込みます。これが「**血糖**」。血糖は血液によって全身に運ばれ、細胞の中に送り込まれて代謝され、全身の筋肉や臓器を動かすために必要なエネルギー源になります。

とくに脳はブドウ糖だけがエネルギー源です。

さて、私たちの身体を動かすエネルギー源になる血糖ですが、**血糖だけでは細胞の中にうまく入り込むことができません。そこで活躍するのが、インスリンというホルモン。**

糖質が摂取されて血糖として血液中に放出されると、膵臓《すいぞう》のランゲルハンス島という内分秘腺からインスリンが分泌され、細胞に血糖を取り込むように働きかけます。起きているときはもちろん、就寝中も、食事をしていないときも、インスリンは持続的に分泌され、活動のエネルギーになったり、肝臓などでグリコーゲン（貯蔵多糖）が合成されるのを促進したり、蓄積された脂肪を分解してエネルギーにしたりします。

血液中の糖の量（血糖値）は、インスリンをはじめとするさまざまなホルモンや神経によって、いつもほぼ一定であるように調整されています。

◆健康な人の血糖に関するメカニズムを理解しよう

①食べ物の中の糖分がブドウ糖として血液中に取り込まれます。このときに血糖値

血糖のメカニズム

① 食べ物の糖分（ブドウ糖）が
血管内に取り込まれて肝臓に運ばれる

← このとき血糖値が上がる

② ブドウ糖が血液中に増えると
膵臓からインスリンが分泌される

③ インスリンはブドウ糖が細胞の中に
取り込まれるように働きかける。
ブドウ糖の形を変え、貯蓄も行う

← このとき血糖値が下がる

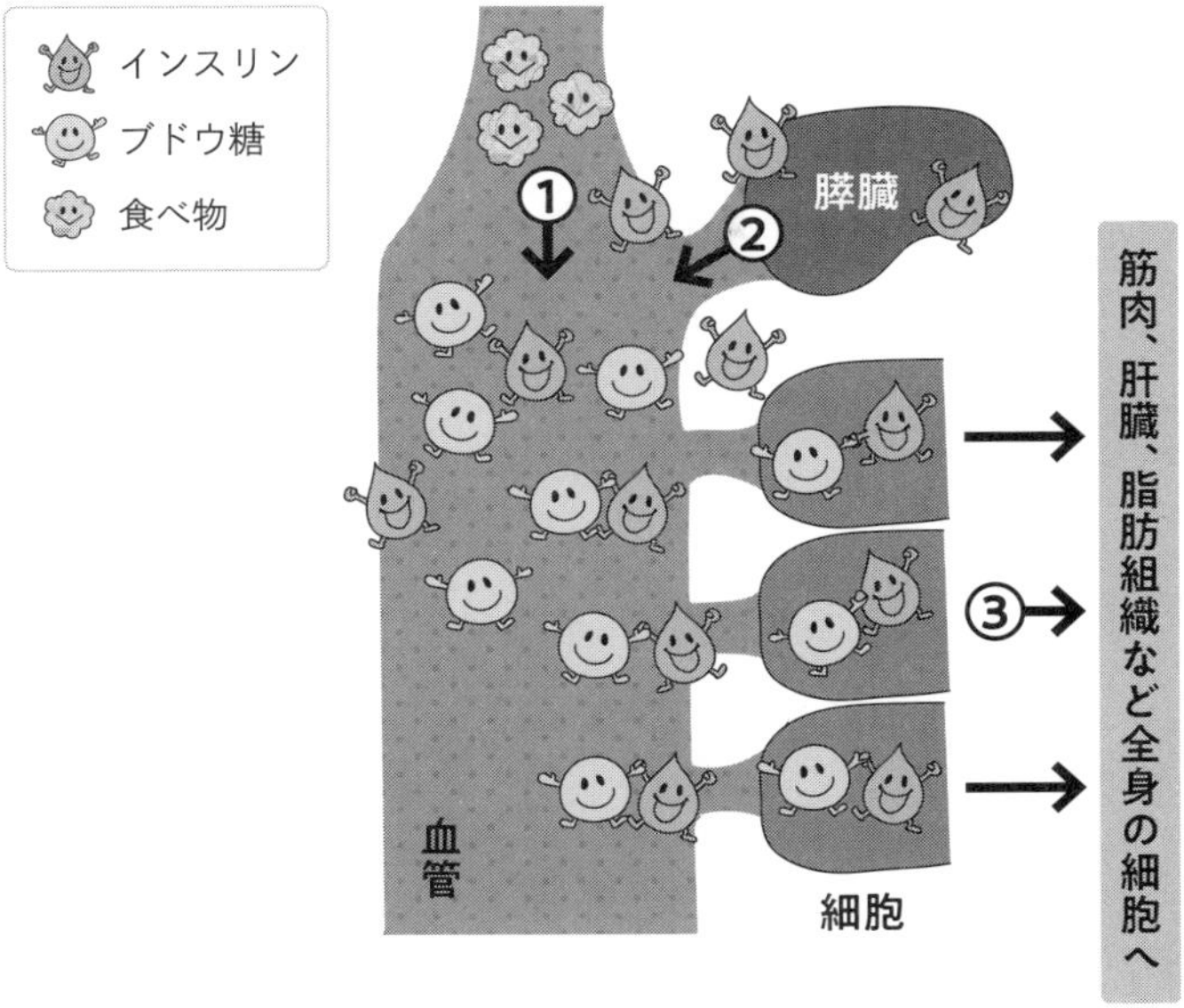

が上がります。
②血液中にブドウ糖が増えると、膵臓のランゲルハンス島β細胞からインスリンが分泌されます。
③インスリンはブドウ糖が筋肉や肝臓、脂肪組織などの細胞に取り込まれるように働きかけ、食事前の値まで血糖値が下がります。

◆インスリンが十分に働かなくなると高血糖状態になる

では、このインスリンの働きが悪くなるとどうなるのでしょうか。

摂取したブドウ糖が血糖になったものの、血糖をうまく細胞に取り込めなくなってしまうので、血液中の糖の量がどんどん高まってしまいます。

インスリンが十分に働かなくなる原因は、二つあります。

一つは、インスリンは十分に作られているのに、インスリンに対する感受性が低下し、筋肉や臓器の細胞に血糖をうまく取り込むことができない状態になっていること。

これが、**インスリン抵抗性が高まっている（大きい）状態**です。

また、肝臓の糖新生を抑えられなくなったりすることで、血糖値が下がらなくなるので、血糖値を正常に戻すためにより多くのインスリンが必要になってしまいます。この状態が続くと、膵臓がだんだん疲弊していき、その機能が低下してしまいます。これがもう一つの原因の**インスリンの分泌低下**です。

血液中の糖の量（血糖値）が一定程度を超えると高血糖の状態になり、食後数時間たっても血糖値が下がらない状態が慢性的に続くのが糖尿病というわけです。

２型糖尿病患者さんの多くは肝臓と膵臓にも脂肪をため込んでいる！

糖尿病は大きく分けると1型糖尿病と2型糖尿病があり、日本人の糖尿病患者さんのほとんどを占めるのは、生活習慣などに起因する2型糖尿病です。

この2型糖尿病を改善する方法のカギの一つは、2017年にイギリスのニューカッスル大学のロイ・テイラー教授が発表した研究成果の中にあります。

テイラー教授が研究の中で明らかにしたのは、**「2型糖尿病患者さんの多くは皮下脂肪だけでなく肝臓と膵臓にも脂肪をため込んでいる」**ということでした。

健康な人でも肝臓に脂肪が全くないというわけではありません。健康な人の肝臓には、3〜5%の中性脂肪があるのです。ところが過食や運動不足などで中性脂肪が増え、**20%に達すると脂肪肝と診断されます。**さらに脂肪は蓄積され、30%にも40%にもなってしまうことがあります。

肝臓に脂肪が過剰に蓄積された**脂肪肝になるとインスリンに対する反応が鈍くなり、摂取したブドウ糖を処理するため、膵臓からインスリンが過剰に分泌されるようにな**

ります（高インスリン血症）。すると全身に脂肪がたまりやすくなり、さらにインスリンの分泌が促されるという悪循環に陥ります。

高インスリン血症は脂肪肝を、脂肪肝がインスリン抵抗性を引き起こし、インスリン抵抗性が高まるとさらに高インスリン血症になります。

つまり、**肝臓に蓄積された脂肪は、糖尿病の重大な要因**となっているのです。

◆肝臓に蓄積するのは、「第三の脂肪」と呼ばれる異所性脂肪

肝臓に蓄積する脂肪は、皮下脂肪、内臓脂肪に次ぐ、いわゆる**「第三の脂肪」と呼ばれる異所性《いしょせい》脂肪**です。

皮下脂肪は、皮膚の下にある皮下組織につく脂肪で、体温の維持やエネルギーの貯蔵をする役割もあります。下腹部や腰まわり、二の腕などについて外からつまめるので、どこについているかわかりやすい脂肪です。

内臓脂肪はおもに腸間膜《ちょうかんまく》に蓄積される脂肪で、お腹まわりにつきやすく、腹囲の数

脂肪には３タイプある

❶皮下脂肪

皮膚の下にたまる脂肪。下腹部や腰まわり、お尻、二の腕などにつきやすい

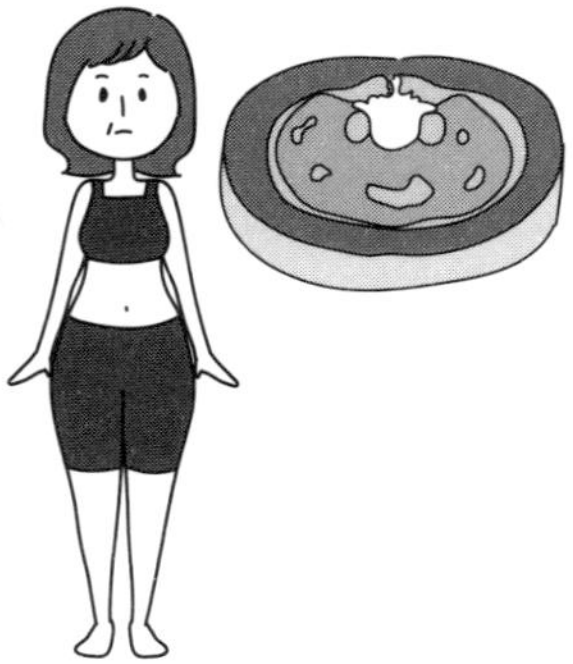

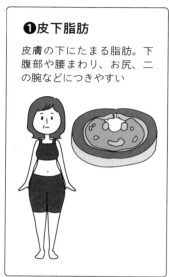

❷内臓脂肪

内臓のまわりにたまる脂肪。内臓脂肪がつくとお腹だけ出た状態になりやすい

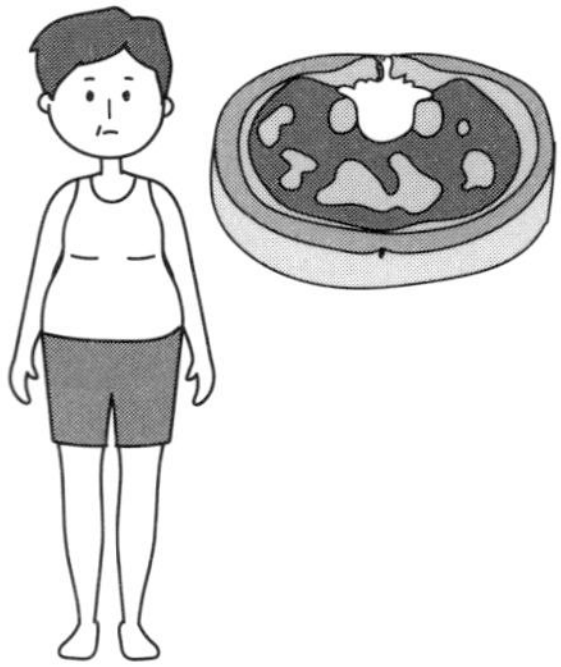

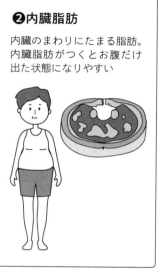

❸異所性脂肪

第三の脂肪。本来脂肪がつかない肝臓や膵臓、心臓、骨格筋などにつくため、目視できない

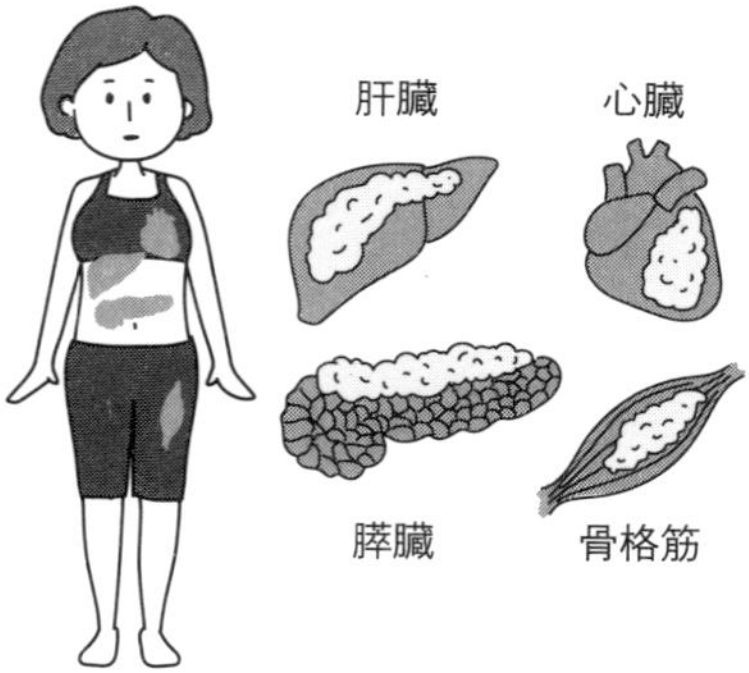

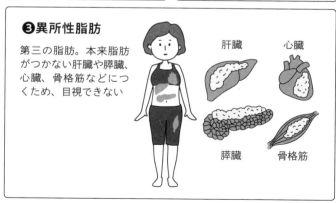

値はメタボリックシンドロームの診断基準の一つ。多すぎては困りますが、内臓を正しい位置に保ったり、内臓同士が傷つけ合ったりしないようにするなどの役割もあるので、あまり少なすぎても良くありません。

この二つ以外で、本来、体脂肪がつかないところにたまるのが異所性脂肪。皮下脂肪や内臓脂肪の脂肪組織に入らなくなった脂肪が蓄積したものです。肝臓、膵臓、心臓などの臓器そのものやその周囲、あるいは筋肉にたまり、多く蓄積されるとその働きが損なわれます。皮下脂肪や内臓脂肪はＣＴ検査などで確かめることができますが、異所性脂肪はＣＴに写りません。また脂肪がたまっているという自覚症状もありません。

肝臓にたまれば脂肪肝ですが、インスリンを分泌する膵臓にもたまるのが脂肪膵です。膵臓に脂肪の蓄積が進むと、インスリンを分泌するランゲルハンス島がダメージを受けることが懸念されます。

テイラー教授は、**２型糖尿病では肝臓と膵臓の両方で余分な脂肪蓄積が起こるとい**

異所性脂肪がついている可能性があるサイン

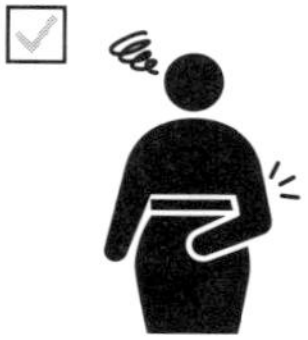 体重は以前と変わらないのにウエストがきつくなってきた	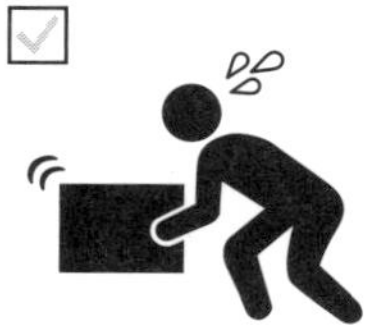 筋力の衰えを感じるが、体重は変わらない	 お酒をあまり飲まないのに、肝臓に関する数値が悪くなった
 食事は炭水化物が中心。揚げものも好き	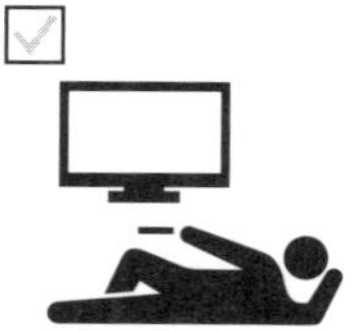 身体を動かすことがほとんどない	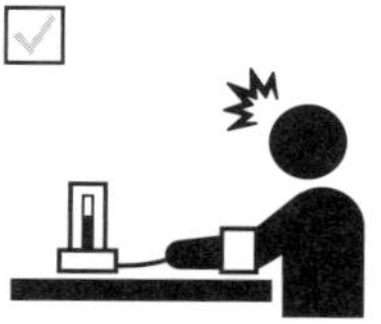 高血圧、脂質異常症である
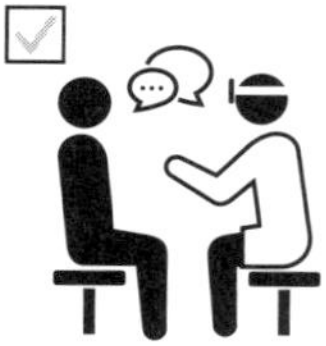 糖尿病予備群と指摘された	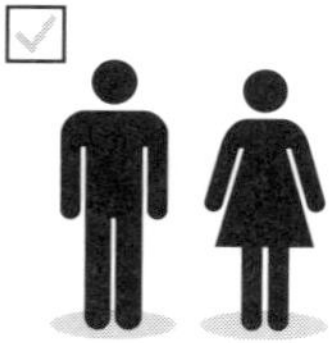 40歳以上の男性、または、閉経後の女性である	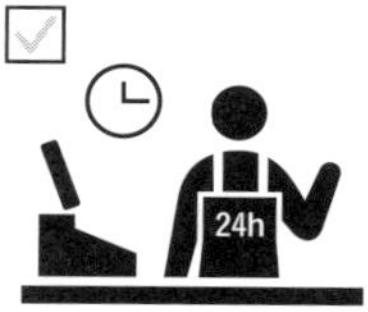 シフト勤務で働くなどで、生活のリズムが乱れやすい

う**「双子サイクル仮説」**を提唱しています。

日本人はＢＭＩ25未満でも脂肪肝があると、インスリン抵抗性が起きやすい

日本人は欧米人と比べると、皮下脂肪がたまりにくいといわれています。もともと脂肪細胞のサイズが大きくないので、皮下脂肪として蓄えることができる貯蔵力が小さいためです。

しかし、**その分、異所性脂肪をためやすい**といえます。一見すると標準的な体型に見える人が糖尿病を患《わずら》うことがあるのも、こうした特性のためといえるでしょう。

２０１９年、このことに関連する興味深い研究発表がありました。

BMIの計算式とBMI値による肥満度の判定

BMI＝Body Mass Index：肥満度を示す体格指数

●「BMI」計算式

$$\mathrm{BMI} = \frac{\text{体重(kg)}}{\text{身長(m)} \times \text{身長(m)}}$$

●「肥満度」の判定基準

BMI		判定
18.5未満	：	低体重（やせ）
18.5～25未満	：	普通体重
25～30未満	：	肥満（1度）
30～35未満	：	肥満（2度）
35～40未満	：	肥満（3度）
40以上	：	肥満（4度）

出典：日本肥満学会

「肥満でなくとも肝脂肪や内臓脂肪の蓄積があると、２型糖尿病になりやすい」

というものです。発表したのは順天堂大学の研究グループ。日本人を含むアジア人では、ＢＭＩが25未満で、肥満とは診断されない人の中に2型糖尿病などを発症することが多いことから、その理由を探るために研究を行っていました。

内臓脂肪が多い人は脂肪肝になっていることが多いため、内臓脂肪と肝脂肪のどちらがよりインスリン抵抗性を増すのかわかっていませんでした。

そこで、研究グループは、内臓脂肪蓄積と肝脂肪蓄積のパターンとインスリン抵抗性の関連を調べるため、ＢＭＩ値が正常範囲（21〜25）の日本人男性87人を対象に、全身の代謝状態や脂肪分布を調査しました。

その結果、内臓脂肪が蓄積していなくても脂肪肝があるタイプＡには、脂肪組織と骨格筋のインスリン抵抗性が認められ、逆に内臓脂肪が蓄積していても脂肪肝がないタイプＢであれば、インスリン抵抗性は高くないとわかりました。また、内臓脂肪と脂肪肝が両方あるタイプCにも、脂肪肝だけがあるタイプAの場合と同程度のインスリン抵抗性がありました。

このことから、肥満ではない日本人男性では、**内臓脂肪の蓄積よりも、肝脂肪の蓄積のほうがインスリン抵抗性と関わりが大きいということがわかったのです。**

適切な食事と運動で糖尿病が〝治った〟状態を維持できる

脂肪肝と糖尿病の関係性は、先述の２０１７年のテイラー教授の発表でもわかります。教授は、

「発症後10年以内であれば、肥満を解消し、肝臓と膵臓に蓄積した脂肪を減らすだけ

で、糖尿病が〝治った〟と同じ状態を維持できる」

と指摘しています。

「低カロリー食をとり、余分な脂肪の蓄積を減らせれば、糖尿病を完全に治すことはできないまでも、必要な薬の種類や量を減らしたり、健康状態の悪化を防ぐことが可能になります」ともいっているのです。

それより前の２０１１年にテイラー教授が発表した研究では、低カロリー食によってカロリー摂取量をコントロールすると肥満が解消され、脂肪蓄積が引き起こす負のサイクルが一気に逆転しはじめることが確認されたとしています。

また２０１６年には、２型糖尿病の患者さんが７日間の食事療法により肝臓の脂肪蓄積が大幅に低下してインスリン感受性が正常化し、空腹時血糖値も正常化することが確認されたと発表。さらに8週間続けると、膵臓にたまった脂肪も減ってインスリン分泌が改善し、血糖値はさらに安定したということです。

体重を約15kg減らして、高血糖の状態から離脱した症例も報告されています。15kgというのは大きな数字なので、もともと体重がかなりあった人かもしれませんが、体重コントロールに成功した患者さんの多くで、長年にわたって血糖値は正常値の範囲に収まっているとのことです。

こうした研究の成果から、**脂肪の蓄積が減ると、膵臓でのインスリンの産生が改善する**ことがわかります。

そこで身体に蓄積した余分な脂肪を減らそうということになるのですが、決して急いではいけません。極端に食事を減らすような急激なダイエットをすると、身体が飢餓状態にあると反応して、脂肪細胞や筋肉がエネルギー源を放出してしまうので、筋肉が減少して代謝が落ち、身体が消費するエネルギー量も落ちてしまいます。

その結果、ダイエットをしているつもりでも、肝臓に脂肪がたまりやすい状況に。

過剰な脂肪の蓄積を減らすためには、ゆっくりと体重を減らすことが大切です。
また、体重を落としたら、その状態を維持することも重要です。いったん過剰な脂肪の蓄積をなくして血糖コントロールが改善しても、ふたたび脂肪が増えはじめると、やがて血糖値は上昇するようになってしまうからです。

脂肪肝のある人では、半年から1年かけて体重の7〜10%を落とすと、脂肪肝は改善しやすいようです。体重60kgの人なら4〜6kgくらいの減量になります。１年かけて落とすつもりなら、１か月で３００ｇから５００ｇほど。毎月０・５kgずつ減らしていけばよいのかと思うと、挑戦できる気がしませんか？

また、異所性脂肪は目に見えず、自覚をすることのできない脂肪ですが、対策をすれば比較的早く減らすことが可能です。

そして、いうまでもないことですが、脂肪肝は糖尿病に限らず、多くの重大な疾病を引き起こしかねません。

脂肪肝になると、心筋梗塞、不整脈、高血圧、脳梗塞、脂質異常症などのリスクが高まります。このほか痛風や歯周病、認知症にも関わるといわれています。

脂肪肝は生活習慣病の始まりともいえます。ですから、逆にいえば、脂肪肝を解消できれば、糖尿病をはじめとする生活習慣病を遠ざけることができるということです。

食事対策については、普段の生活の中で無理なく取り入れ、継続することが大切です。ただ、食品や料理のカロリーを把握して低カロリー食を継続するのはかなり大変なので、低カロリー食に固執しなくても体重減少につなげられるような食習慣を提案しています。

詳しくは第3章をご覧ください。

内臓脂肪型肥満で起こる負のサイクル

脂肪肝が糖尿病の原因になるとお話ししましたが、内臓脂肪型肥満を放っておいて良いというわけではありません。

内臓のまわりに脂肪が蓄積するのが、内臓脂肪型肥満。内臓脂肪は過食による栄養過多、運動不足、ストレス、アルコールの過剰摂取などのさまざまな要因でたまっていきます。蓄積された脂肪細胞は、余ったエネルギーを備蓄する貯蔵庫の役割を果たしていますが、実はそのほかに**「アディポサイトカイン」**というホルモンを分泌していることもわかってきました。

ちょっと難しそうな名前ですが、アディポは「脂肪」、サイトカインは細胞から分泌されて身体の維持や調節のために働く「生理活性物質」のことです。

「アディポサイトカイン」には善玉と悪玉があります。

内臓脂肪が過剰に蓄積していない標準体型の人では、脂肪細胞から善玉のアディポネクチンが多く分泌され、インスリンの働きを高めます。また同じく善玉であるレプチンも正常な糖代謝の維持に必須のホルモンであるとされ、食欲を抑制したり、エネルギー消費を高める効果もあり、肥満を防ぐように働いてくれます。

ちなみにアディポネクチンは血管を拡張し、血流を良くする働きがあるので、高血圧予防に効果的です。また、全身を巡って傷ついた血管の修復を行い、血管を拡張して血液の流れを良くするので、動脈硬化を予防する効果もあります。

ところが**内臓脂肪の蓄積が増えると、善玉の分泌は減り、悪玉のアディポサイトカインのほうが活発化してしまいます。**これが身体のさまざまな機能を妨げてしまうのです。

たとえば悪玉アディポサイトカインのＴＮＦ－αは筋肉や臓器での糖の利用を抑制

内臓脂肪が増えすぎると……

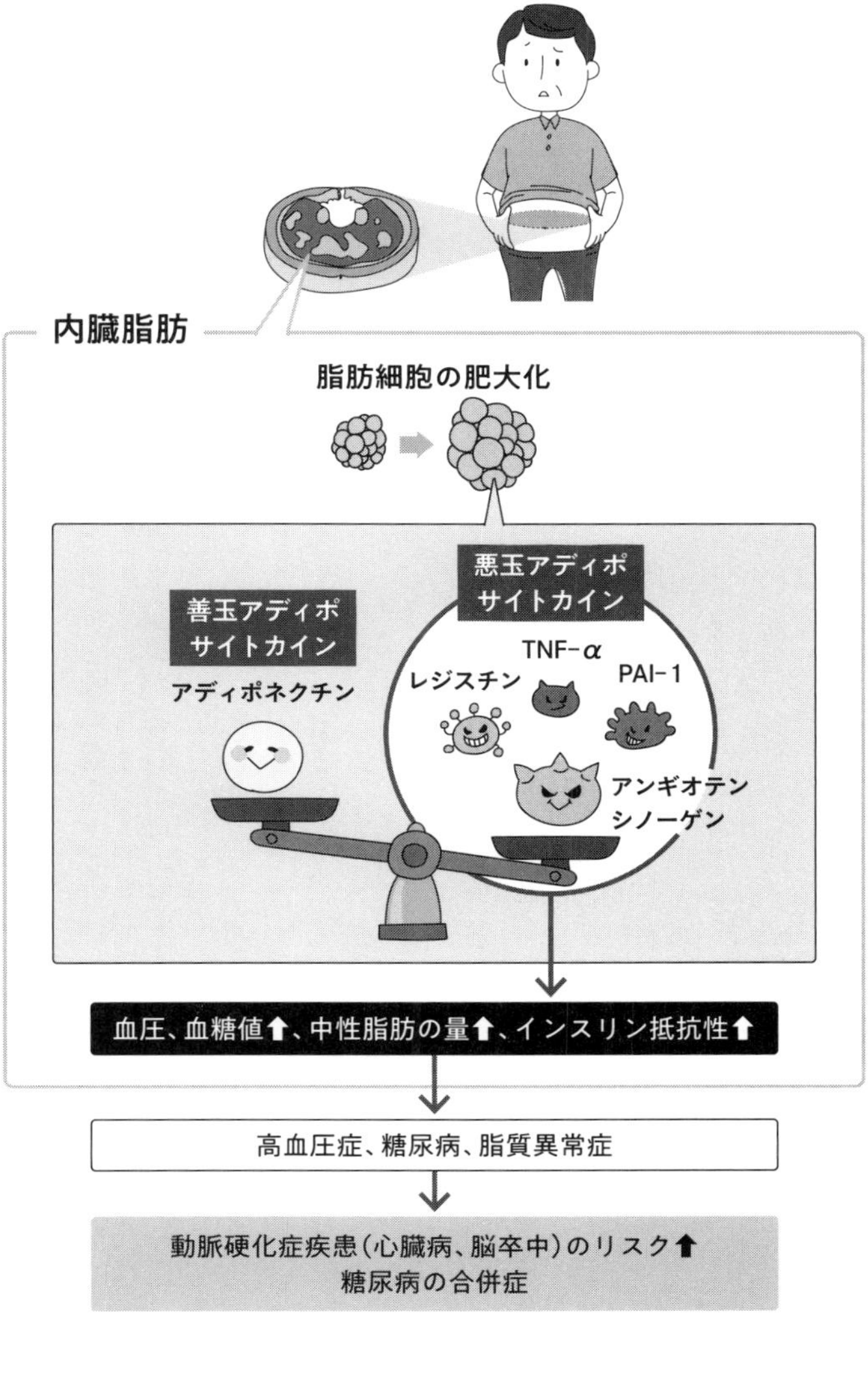
内臓脂肪
脂肪細胞の肥大化
悪玉アディポ
サイトカイン
善玉アディポ
サイトカイン
TNF-α
レジスチン
PAI-1
アディポネクチン
アンギオテン
シノーゲン
血圧、血糖値⬆、中性脂肪の量⬆、インスリン抵抗性⬆
高血圧症、糖尿病、脂質異常症
動脈硬化症疾患（心臓病、脳卒中）のリスク⬆
糖尿病の合併症

してしまい、糖代謝を妨げます。同様にレジスチンもインスリンの働きを妨げます。ほかにも、アンギオテンシノーゲンは血管を収縮させて血圧を上昇させ、ＰＡＩ－１は血栓を誘発して脳梗塞や心筋梗塞につながる因子にもなります。

内臓脂肪がたまると、糖代謝を含めていかに健康面でマイナスになるか、実感していただけたでしょうか。

コロナ禍の生活の変化により、糖尿病リスクが高まっている

糖尿病には、第三の脂肪である脂肪肝、脂肪膵と、内臓脂肪が大きく関わっているということをお話ししてきました。たかが肥満と侮ってはいけないのです。

ところで、２０２1年5月、一般社団法人日本生活習慣病予防協会は、コロナ禍で

の生活の変化により生活習慣病リスクがどの程度変化したのか、糖尿病について重要な診断検査となるＨｂＡ１ｃ（ヘモグロビンエーワンシー／詳しくは44ページ参照）に焦点をあてて、医師１００人と全国の一般生活者３０００人を対象に実態調査を行いました。調査対象となった医師は、健康診断等でＨｂＡ１ｃを測定する患者さんを月に10名以上診ている内科医、一般生活者は全国の20～69歳の男女です。

この結果、約４割の医師がコロナ禍で健康診断や人間ドックの受診が減っていると答え、半数以上の医師がコロナ禍でＨｂＡ１ｃの数値が悪化していると答えました。

その理由は運動不足など身体を動かさなくなったこととしていますが、一般生活者の側でも外出する機会が減ったことや運動不足を実感する回答が多く挙げられました。

また、**約４人に１人がコロナ太りを実感**しており、「５kg以上太った」と回答した人は７・７％、「３～５kg太った」と回答した人は18・２％でした。

みなさんの中にも心当たりのある方がいらっしゃるかもしれません。

でも、ため息をつくのはまだ早いです。

内臓脂肪と皮下脂肪を比べると、内臓脂肪はたまりやすいけれども消費しやすい脂肪です。異所性脂肪も早めの対策で対処することができます。

第3章の食事、第5章の運動を参考に、内臓脂肪をためないように心がけ、ためてしまったらできるだけスムーズに減らしていくようにしましょう。

内臓脂肪が減れば、善玉のアディポネクチンが活躍して、糖代謝を正常に近づける効果が期待できます。

第2章

まずは〝敵〟をよく知る！
沈黙の病「糖尿病」とは？

糖尿病は1型と2型があり、日本人の糖尿病患者さんのほとんどは2型

糖尿病は、糖代謝の異常であると第1章でお話ししました。

食事で摂取したブドウ糖が血糖になっても、血糖をうまく細胞に取り込めなくなると血液中の糖の量がどんどん高まってしまいます。血液中の糖の量（血糖値）が一定程度を超えた高血糖状態になり、食後数時間たっても血糖値が下がらない状態が慢性的に続くのが糖尿病です。

先述したとおり、**糖尿病は大きく分けると1型糖尿病と2型糖尿病**があります。このほかに、別の病気や遺伝子の異常で起こる糖尿病や、妊娠をきっかけにホルモンバランスが崩れることで起こる妊娠糖尿病もありますが、日本人の糖尿病患者のほとんどを占めるのは2型糖尿病です。

◆１型糖尿病は自己免疫疾患によるもの

１型糖尿病は、生活習慣病の一種である2型糖尿病とは全く異なる性質の糖尿病で、**自己免疫疾患などが原因となり、膵臓の細胞が何らかの原因で壊され、膵臓のランゲルハンス島β細胞が作り出すインスリンが減ることで発症**してしまいます。急激に血糖値が上がるために喉の渇き、頻尿、多飲、足のしびれなどの神経障害、体重減少、疲労感などが突如としてあらわれることがあります。

１型糖尿病では、自身の体内ではほとんどインスリンを作ることができないので、インスリン注射によって補う必要があります。壊れてしまったランゲルハンス島β細胞を治す治療法は現代でも見つかっていません。

しかし、インスリン注射によって健康な身体の状態を維持することはできます。インスリン注射による治療もより簡単で便利なものが続々と開発されており、治療しながら日常生活を送っている方も多く、中にはプロスポーツ選手として活躍する人もいます。１型糖尿病であっても、自分らしい生活を送ることは十分に可能です。

◆2型糖尿病は生活習慣の乱れが原因となって発症

一方、2型糖尿病は、**生活習慣が原因となって発症するいわゆる生活習慣病です。**日本人は遺伝的にインスリンの分泌が弱い人が多いといわれています。この遺伝的な要素に加えて炭水化物や高脂肪食の摂りすぎ、運動不足、肥満、ストレス、加齢などが加わることで、糖尿病を発症します。また、肥満ではなくても、第1章でお伝えしたように、第三の脂肪である脂肪肝や脂肪膵のある人や、内臓脂肪が増えたメタボリックシンドロームの状態になると発症しやすくなります。

2型糖尿病は、ほとんどの場合、初期症状を自覚することはありません。気づかないうちに進行し、進行する間にさまざまな合併症を引き起こす危険性があるのが、糖尿病の怖さといえます。これが「沈黙の病」といわれる所以《ゆえん》です。

比較的初期の段階で自覚される症状としては、**喉の渇き、水をたくさん飲む、トイレに行く回数が増える、夜何度もトイレに行く、空腹感を感じることが増える、疲れやだるさを感じる**などが挙げられます。進行していくと、しっかり食べているのに体重が減ってしまうこともあります。

ただ、これらの症状も年齢のせいにしたり、日頃のストレスのせいにしてしまう人が少なくありません。１年に１度でも定期的に健康診断や人間ドックの検診を受けていれば比較的初期の段階で発見することができ、対処も可能ですが、重症化するまで放っておくのはとても怖いことです。

糖尿病の診断は複数の検査で行う

糖尿病とわかるまで、どんな検査を行うのか説明しましょう。

糖尿病という病名は、重症化すると尿の中に糖が排出されるため、この名称となっていますが、尿検査で診断するわけではありません。「血糖値が高い状態が続く病気」

糖尿病診断の４つの指標

❶	**空腹時血糖値**（10時間以上食事を摂らずに測定した血糖値）	126㎎/dL以上
❷	**75gOGTT（75g経口ブドウ糖負荷試験）**：ブドウ糖負荷試験２時間値（ブドウ糖を溶かしたものを飲み、２時間後に測定した血糖値）	200㎎/dL以上
❸	**随時血糖値**（食事の時間に関係ない血糖値）	200㎎/dL以上
❹	**HbA1c**	6.5％以上

出典：糖尿病治療ガイド2022-2023より作成

なので、診断のためには、血糖値を測ります。

なお、2022年11月、日本糖尿病協会は、糖尿病という病名が病気の実態を示しておらず「尿」という言葉から不潔なイメージで見られるなどとして、病名変更を求める方針を決めたそうです。

糖尿病かどうかの診断は、複数のタイミングで調べる血糖値とＨｂＡ１ｃの値と症状から行います。

ＨｂＡ１ｃは、糖化ヘモグロビン（血中のブドウ糖が全身の細胞に酸素を送る働きをする赤血球内のヘモグロビンと結びついたもの）がすべてのヘモグロビン量に対しどのくらいの量であるかと

糖尿病の診断基準

	空腹時血糖値	75gOGTT	HbA1c
糖尿病型	126mg/dL以上	200mg/dL以上	6.5%以上
境界型	110mg/dL以上※1	140mg/dL以上	6.0%以上※1
正常高値	100mg/dL以上※2		5.6%以上※2
正常型	100mg/dL未満		5.6%未満

※1 空腹時血糖値が110〜125mg/dL、HbA1cが6.0〜6.4%は、「糖尿病の疑いが否定できない」グループとされ、75g OGTTの検査が推奨される

※2 空腹時血糖値が100〜109mg/dL、HbA1cが5.6〜5.9%は、将来糖尿病を発症するリスクが高いグループとされ、特に高血圧・脂質異常症・肥満などがあれば75g OGTTの検査をするのが望ましいとされている

出典：糖尿病治療ガイド2022-2023より作成

いう指標で、採血して検査します。一度糖化ヘモグロビンになると赤血球の寿命期間中（約１２０日）はそのままで元には戻りません。血糖値の高い状態が続くとヘモグロビンと結びつくブドウ糖の量が増えるので、ＨｂＡ１ｃの数値が高くなります。

ですから、**食事に関係なく、過去１、２か月分の血糖値の推移を反映している指標**として用いられるのです。たとえば、**ＨｂＡ１ｃ７％とは、身体の中にあるヘモグロビン全体のうちの７％に糖がくっついている**ということです。

ブドウ糖負荷試験は、食事後の血糖値の上がり方を測るもので、糖尿病の方では、食後の血糖値

が急激に上がりやすくなります。

44ページの指標の①～④のいずれかに当てはまる場合を「糖尿病型」とし、別の日の検査でも糖尿病型であることが再確認できれば「糖尿病」と診断されます。また、同じ日に①～③のいずれかと④が確認された場合は「糖尿病」と診断されます。HbA1cのみの反復検査では診断はできません。

また、糖尿病の典型的な症状である、喉の渇きや水の多飲、多尿、体重の減少があったり、糖尿病型網膜症が確実に認められるときは、①～④のいずれかに当てはまれば「糖尿病」と診断されます。

糖尿病と診断されないものの正常値よりは血糖値が高い状態を、**「糖尿病予備群」**とか、**「糖尿病の境界型」**といいます。

予備軍といわれてもほとんどの場合、何の自覚症状もないので、「まだ大丈夫」と思う人が少なくないでしょう。でも、自覚症状はなくても、身体の中では、インスリンが十分に働かなくなってきています。また、糖尿病と診断されないとしても、血糖値が高い状態が継続すると血管にダメージが加わり、この後64ページから詳しくお話ししますが、深刻な合併症のリスクが非常に高く、心筋梗塞、狭心症、脳卒中などの引き金になることも心配されます。

検査の数値が正常値内にある人はそれを維持し、そして糖尿病型の人や境界値にある人は正常値の範囲に収まるように、少し生活習慣を見直すことが大切です。

「糖尿病＝中年以降の疾病」は誤り。若い世代にも増えている

２型糖尿病というと、肥満傾向の中年以降の世代の疾病と捉えている人がまだ多いかもしれません。たしかに年齢を重ねると代謝能力が低下したり運動機会が減ったり

肥満者増加の推移

肥満者（BMI≧25kg／㎡）の割合		平成11（1999）	平成25（2013）	令和元年（2019）
男性	20〜29歳	19.2	21.8	23.1
	30〜39歳	30.0	25.4	29.4
	40〜49歳	31.4	34.9	39.7
	50〜59歳	29.6	31.1	39.2
	60〜69歳	24.2	28.7	35.4
	70歳以上	21.3	27.6	28.5
女性	20〜29歳	7.3	10.7	8.9
	30〜39歳	13.3	13.3	15.0
	40〜49歳	18.8	14.8	16.6
	50〜59歳	27.5	21.9	20.7
	60〜69歳	30.4	21.5	28.1
	70歳以上	25.7	27.1	26.4

出典：国民健康・栄養調査結果の概要　（単位：％）

することで肥満傾向の人が増えますし、膵臓の機能も低下しやすくなるため、肥満傾向の中年以降の人に多いのは事実です。

しかし、以前と比べると若い世代にも、糖尿病もしくは糖尿病予備群が増えているといわれています。その理由の一つに肥満傾向が挙げられます。

2019年の「国民健康・栄養調査結果の概要」の中で、「肥満およびやせの状況」として、肥満者については「この10年間でみると女性では有意な増減は見られないが、男性では平成25

年から令和元年の間に有意に増加している」と述べられています。

これより以前の調査の１９９９年と比べてみると、男女とも多くの年代で肥満者の割合が増加していることがわかります。

運動不足の影響もあるでしょうし、また、市販のドリンクなどの飲料品には糖質が多く含まれているものも多く、こうした飲料を好んで飲むことが多いのも理由の一つに挙げられるかもしれません。

なお、甘い清涼飲料水を大量に摂取すると、激しい喉の渇きや多尿、倦怠感、ひどいときには吐き気などを催すこともあり、これはペットボトル症候群（清涼飲料水・ケトーシス、ソフトドリンク・ケトーシスとも）と呼ばれています。特に大量に汗をかく夏場や運動の後などに注意が必要です。

やせているからと過信は禁物！　少食で運動不足の人はリスクあり

日本は男女とも世界の中で比較すると肥満者は少ないのですが、とくに若い世代、中でも女性のやせ傾向は特徴的です。

２０２１年、順天堂大学の研究グループは、こうしたやせ型の若い女性に食後に高血糖になる耐糖能《たいとうのう》異常が増えていることを明らかにしました。やせていれば一見、糖尿病とは縁がなさそうに見えますが、そうではないということがわかったのです。

なお、耐糖能異常というのは、45ページの表における、75ｇＯＧＴＴが１４０以上２００mg／dL（ミリグラムパーデシリットル）未満の境界型の数値になっている状態です。

この研究は、18～29歳のやせ型（ＢＭＩ値16～18・49）の女性98人と標準体重（ＢＭＩ値18・5～23）の56人を対象に行われました。

標準体重の人に比べて**やせ型の人は耐糖能異常の割合が約7倍高く、インスリン分泌が低下しているだけでなく、インスリン抵抗性も中年の肥満者と同じくらいである**ことがわかりました。

また、脂肪組織に蓄えられた中性脂肪が遊離脂肪酸となって血液中に放出され、さらにインスリン抵抗性を高めることにつながっていることもわかりました。

これまでインスリン抵抗性は肥満に伴って生じるもので、やせ型の糖代謝異常は主にインスリンの分泌異常が関係していると思われていたのですが、なんと、**やせた女性に生じる耐糖能異常も肥満者と同様の理由で起きている**ことがわかったのです。

こうした女性の多くは、**標準体重の人と比べて食事量が少なく、運動量も少なく、筋肉量も少ない人でした。**

そしてやせ型の若い女性が妊娠した場合には、別の面でも警鐘が鳴らされています。

母体がやせて低栄養状態にあると、胎児も低栄養状態で育つことになり、低体重で生まれる可能性があります。このような赤ちゃんは、将来、2型糖尿病や高血圧などの生活習慣病になりやすいことがわかっているのです。そして、**それが世代を超えて受け継がれる**こともわかっています。

妊娠糖尿病にかかるのはおよそ8人に1人

妊娠中に血糖値をうまくコントロールできなくなって、「妊娠糖尿病」を発症することがあります。妊娠中に初めて糖代謝異常を発症し、糖尿病の診断基準を満たさない状態の人を指します。

また、重度の糖尿病症状があって妊娠前から糖尿病が疑われる場合は「妊娠中の明らかな糖尿病」、すでに糖尿病を発症している人が妊娠した場合は「糖尿病合併妊娠」というように分けられています。

妊娠糖尿病は意外に罹患率が高く、約12％、つまり8人に1人くらいの割合で発症しているといわれています。

なぜ、妊娠すると糖尿病にかかる割合が上がるのでしょうか？

通常は、摂取した糖質をエネルギーにしつつ、血糖値を正常に保つようにインスリンが働いていますが、妊娠中は胎児にたくさんの栄養を送る必要があるため、胎盤からインスリンの働きを抑える酵素が発生します。インスリンが過剰になると胎児が低血糖に陥る危険性があるので、胎児を守るための働きでもあるのですが、このために妊娠中は血糖値が上がりやすくなります。この酵素の働きが活発になりすぎると、妊娠糖尿病を発症しやすくなるわけです。

糖尿病と同じように、妊娠糖尿病も自覚症状を得にくいため、高血糖状態が続く恐れがあります。そして、**母体が高血糖であれば胎児も高血糖になります。**

さらに、糖尿病以外の副作用を伴うのが怖いところで、母親は、**妊娠高血圧症候群、羊水過多、膀胱炎などの感染症、網膜症、脱水、早産、流産などにつながる危険性**もあります。

そして、生まれてくる胎児は、新生児低血糖、低カルシウム血症、発育遅延、黄疸《おうだん》などにつながる可能性もあります。胎児に必要以上に栄養を送ってしまって巨大児となり、帝王切開になる可能性も高まります。

検査で発見することができますので、定期的に検診を受け、もし、妊娠糖尿病と診断されたら、妊娠期に合わせた食事療法や運動療法を主治医と相談して実践してください。

151~152ページで紹介している座ったまま行うエクササイズは、妊娠中の方でも無理なく行っていただけます。

糖尿病は遺伝するのか

「うちは糖尿病の家系だから」とか「母方のおじいちゃんが糖尿病で、父方の親族にも糖尿病の人がいるんです」といって、心配する声をよく聞きます。

１型糖尿病の原因は、まだはっきりわかっていませんが、いくつかの遺伝子の影響もあると考えられています。２型糖尿病に関しては、糖尿病そのものが遺伝するわけではありませんが、遺伝的要因が関わっていることは明らかになっています。**日本人を含めたアジア人は糖尿病を発症する遺伝的要因が多い**といわれています。

また、生活習慣などの環境因子も影響するので、過食や運動不足などが家族内で共有されている状態だと、同一家族内で発症しやすいといえるでしょう。

日本人の40〜59歳の男女各約２万人を10年間追跡調査した研究により、**糖尿病に罹**

患した家族がいる場合、そうでない人に比べて男性で2・0倍、女性で2・7倍の2型糖尿病リスクがあるということがわかっています。

血糖値が高くなる原因を知ろう

血糖値が高くなる理由には、脂肪肝、内臓脂肪型肥満、ミネラルの不足、ストレスの影響、加齢などさまざまな原因が考えられます。脂肪肝と内臓脂肪型肥満については第1章でご紹介しましたが、そのほかの原因について解説していきます。

◆意外にもミネラルの不足が深刻

血糖値が何かと注目されがちですが、**糖尿病はミネラルの不足から起こる**といっても過言ではありません。

私たちは身体を維持するためにさまざまなミネラルを必要としています。**インスリンに関係するミネラルは、主にクロム、マグネシウム、亜鉛など**です。

クロムというと猛毒の六価クロムを思い浮かべる人が多いかもしれません。でも、六価クロムは人工的に作られたもので、自然界に存在するクロムはほとんどが三価クロム。私たちが身体を保つために必要な微量元素で、もちろん毒性はありません。

この**三価クロムはビタミンやアミノ酸と結びついて、糖の代謝に重要な役割を担っている**のです。**三者の複合体はブドウ糖耐性因子（グルコース・トレランス・ファクター〈Glucose Tolerance Factor、以下ＧＴＦ〉）**と呼ばれ、インスリンが細胞に取り込まれやすくなるように働きかけます。ＧＴＦが足りなくなってしまうと糖代謝が下がり、ブドウ糖は細胞に吸収されなくなるため、血糖値コントロールがうまくいかなくなってしまいます。

また、**マグネシウムの摂取量が少なくなるとインスリン抵抗性が増す**ことがわかっています。そして、**亜鉛はインスリンの合成や貯蔵、分泌に関わるミネラル**です。

ミネラルの主な供給源である野菜に含まれるミネラルの含有量は、50年前に比べて80％以上も減少しているともいわれているので、さらに深刻な問題です。

とくに血糖値維持に関わるクロムは、糖質を多く含む食事、疲労、飲酒、ストレスなどによって消費されて、不足しやすくなることがあります。糖尿病や糖尿病予備群の人は、クロム消費量が多いので、不足傾向にあると考えられます。

◆鉄不足が糖質依存を起こす

甘いものを食べるとホッとしたり、幸せな気持ちを感じた経験のある人は多いでしょう。**糖質は「マイルドドラッグ」と呼ばれる**ほど、依存性があるのです。

実は、ミネラルの一つである**鉄が不足することが、糖質依存に関わります。**

身体の中では、ミトコンドリアという器官が酸素を使って、糖質や脂質を効率よくエネルギーに変えていくのですが、このときにビタミンやミネラルを必要とします。もっとも重要なのが鉄で、鉄が不足するとエネルギーがうまく作れなくなってしまうのです。すると、身体は解糖系という別の回路でエネルギーを生産しようとするのですが、これはとても効率が悪いうえ、糖質のみを材料とします。糖質が消費されるのならよいのでは……というのは間違い。多くの糖質を必要とするので、炭水化物や甘いものを食べずにはいられなくなる、つまり糖質依存につながってしまうのです。

また、**脂質を効率よくエネルギーに変えて消費するには、ミトコンドリアの活性化がポイント。そのために鉄不足にならないよう、食事面で気をつける必要**があります。

◆ストレスでも血糖値は上昇する

血糖値はストレスの影響を受けて変動します。身体や心にストレスがかかると自律神経が刺激されてインスリンの分泌が抑制されることに加えて、アドレナリンやコルチゾールなどの血糖値を上げる物質が分泌されます。そして、ストレスを受け続けるとインスリン抵抗性が増すので、高血糖の状態になるのです。

アドレナリンは心拍数や血圧を上げる働きがあるため、心筋収縮力を上げたり、気管支の拡張などを起こしたりとスポーツの場面などでは有効に働くこともあります。また、コルチゾールはストレスから身を守るために働くので、私たちを助けてくれるホルモンでもあります。ただ、血糖値を上昇させるという面も持っているのです。

ストレスを解消しようと、過食になる人も少なくないでしょう。また、イライラを解消しようと空腹でもないのに食べてしまうということもあるかもしれません。でも、それは糖尿病への近道、あるいは糖尿病悪化への道です。

現代の生活では、ストレスのない人は一人もいないといって良いでしょう。そして糖尿病対策のために食事制限をしたり、運動をしなければというプレッシャーもまたストレスになるかもしれません。

こうしたストレスが続くと、うつ状態につながることも心配されます。はっきりとした理由がまだよくわかっていないのですが、**糖尿病の人は、そうでない人に比べてうつ状態になりやすい**といわれています。

うつ状態になるとホルモンや自律神経などの働きに不具合が起こります。糖尿病に関連していえば、インスリン抵抗性が増すと考えられています。また、糖尿病対策にうまく対処できず、食事や運動習慣がおざなりになってしまうこともあるでしょう。**糖尿病対策は継続がカギ**です。あまり意気込まなくても続けられる食事や身体を動かす習慣については第3章、第5章でご紹介します。

◆加齢による代謝低下の影響

加齢に伴い、糖尿病発症のリスクは上がってしまいます。膵臓の機能が低下し、インスリンの初期分泌が遅くなったり、少なくなったりすることもあります。また、インスリン抵抗性も高まります。骨格筋が減少したり、脂肪組織が増加するなど、身体の変化の影響もあるでしょう。運動量の低下も糖尿病発症の原因の一つになります。

加齢とともに、ほかの疾患を抱えていることも多いので、糖尿病になると、相互に悪影響を及ぼすことが心配されます。

◆加齢とともに増える老化物質・AGEにも注意

AGE《エージーイー》という言葉を聞いたことがあるでしょうか？

これは**終末糖化産物**（Advanced Glycation End Products）のことで、強い毒性を持ち、老化促進の元凶として注目される物質です。体内でブドウ糖が過剰になるとたんぱく質と結びつき、体温で加熱されて糖化が起きることで生成されます。この物質は、広範囲にさまざまな病気の発症につながっていきます。

厄介なのは、一度作られてしまうとなかなか体外に排出されず、身体のあちこちの組織に影響を与えてしまうこと。このことにより老化を進めるといわれています。とくに**血管に蓄積しやすく**、腎臓や筋肉などにも悪影響を及ぼします。血管に蓄積すれば動脈硬化、腎臓に蓄積すれば腎症につながり、骨なら骨粗鬆症、皮膚ならシミやシワなどへの影響が考えられます。

体内で生成される**AGEは、血糖値が高いほどたんぱく質と結びつきやすくなります。また、この後68ページでお話しする糖尿病の三大合併症の一つである、糖尿病腎**

症とも深く関わっています。

血糖値スパイクがもたらす血管の老化が危ない

血糖値はさまざまな影響を受けて常に変動しています。糖尿病でない人でも食後の血糖値が１４０㎎／dL以上になることは珍しくありません。食後１~２時間くらいに血糖値の急上昇と急降下を起こす状態を**「血糖値スパイク」**といいます。

インスリンの分泌量が少なくなったり、分泌のタイミングが遅くなっていたりすると、食後血糖値が急上昇するので、それを抑えるためにインスリンが大量に放出され、今度は血糖値が急降下してしまいます。

血糖値スパイクにより、空腹時血糖値と食後血糖値の差が大きく乱高下を繰り返すことも、血管にダメージを与えてしまいます。また、血管の老化によって筋肉などでのエネルギー消費を妨げられることもわかっています。

血管の老化がエネルギー消費をダウンさせると摂取した糖質を消費することができず、余剰カロリーとして蓄積されます。その結果、肥満傾向となり、糖尿病を発症したり悪化させたりするという負のスパイラルが生まれてしまいます。

糖尿病は合併症リスクが非常に高い

糖尿病は、さまざまな合併症を引き起こしやすい疾病です。

糖尿病で血糖値が高い状態が続くと、血管の壁が傷つき、コレステロールが蓄積。ここにプラークという脂質の塊ができて、動脈壁が固くなる動脈硬化が起きます。プラークができると血管内が狭くなり、血液が潤滑に流れにくくなります。また、プラークが破れて血栓を作り、血管を塞いでしまうこともあります。

こうして血管がダメージを受けることで、多くの合併症が引き起こされるというわけです。

◆怖い三大合併症

糖尿病には特有の合併症があり、**神経に障害が起こる「糖尿病性神経障害」、目の障害である「糖尿病性網膜症」、腎臓の障害である「糖尿病性腎症」がその三大合併症と**いわれます。

いずれも高血糖状態が慢性化することで毛細血管が傷ついて起こるものです。67ページの図のように、神経障害、網膜症、腎症の順番で起こるといわれています。

「糖尿病性神経障害」は、末梢神経や自律神経に起こる障害です。

高血糖の状態が続くとソルビトールという物質が神経細胞の中に蓄積して、神経障害が起こるといわれていますが、高血糖によって毛細血管の血流が悪くなり、神経細胞に必要な栄養分が送られないためとも考えられています。

神経障害には、主に感覚・運動神経障害と自律神経障害があります。

感覚・運動神経障害は主に手足の感覚や運動に関係する神経に起こります。初期の症状は足の指や足の裏にビリビリ感などを感じるようになり、冷えやこむら返りなどの症状に。少し進むと手指に痛みやしびれを感じ始めるのですが、進行すると痛みを感じるのではなく、感覚が鈍くなるため、ちょっとした熱さや傷の痛みなどが感じにくくなってしまいます。

たとえば、軽度のやけどや靴ずれ、足にできるたこや魚の目、水虫などを放置していると悪化して細菌感染してしまうこともあります。

自律神経障害は、胃腸や心臓など内臓の働きを調節する神経で起こり、立ちくらみ、下痢や便秘、排尿障害、勃起障害などとしてあらわれます。

糖尿病の三大合併症「しめじ」

し

糖尿病性神経障害

末梢神経や自律神経に障害が起こる。最初は痛みやしびれを感じるが、進行するにつれ、感じにくくなる。自律神経では、立ちくらみ、胃の不調、下痢、便秘、排尿障害などの不調が出る。

め

糖尿病性網膜症

目の奥の網膜という組織が損傷し、視力が低下する。初期の自覚症状はないが、小さな出血、視界がかすむなどの症状に。網膜剥離や緑内障を併発し、失明に至ることも。

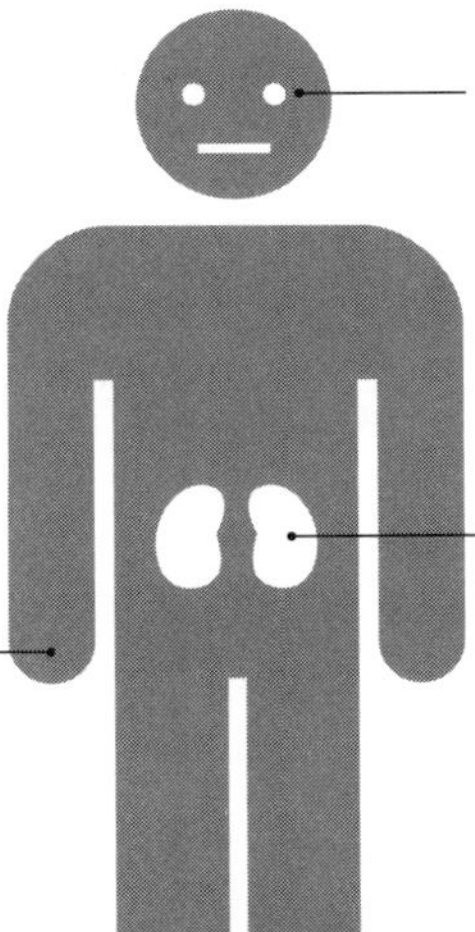

じ

糖尿病性腎症

高血糖が原因で腎機能が低下することで、身体の調節機能が弱まる。初期の自覚症状はないが、やがてたんぱく尿が出て疲れやすくなったり、むくみが出る。進行すると腎不全や尿毒症を起こし、透析治療が必要になる場合も。

し→め→じの
順にあらわれることが多い

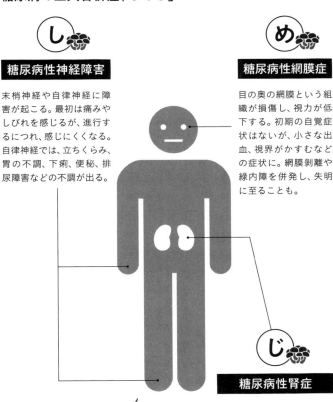

「糖尿病性網膜症」は、目の奥にある網膜が損傷して起こります。網膜に酸素や栄養素を送る毛細血管に小さなこぶができたり、眼底出血を起こしたり、網膜が剝離したりすることで、視覚障害が起こりますが、重篤化すると失明に至ることもあります。

加齢による白内障は誰にでも起きる疾病ですが、糖尿病があると早く進行するといわれています。さらには網膜の毛細血管のダメージによって眼圧が上昇することで緑内障にもつながってしまいます。

「糖尿病性腎症」は、糖尿病により腎臓のろ過機能が落ちることで発症します。腎臓は血液中の老廃物や不要なものを尿として排泄し、必要なものは再吸収して血液中の成分を一定に保っています。腎臓に入ってきた血液は毛細血管が集まった糸球体でろ過されますが、高血糖の状態が続くと糸球体が動脈硬化を起こしてろ過機能が低下してしまうのです。このためたんぱく尿が出たり、たんぱく尿が続くと低たんぱく血症となり、むくみが現れたり、血圧が高くなったりするのです。

さらに腎臓の機能が低下すると、老廃物などを尿として出すことができず、尿毒症に陥ることも。尿毒症になると人工透析をしなければならなくなります。

糖尿病性腎症において、糸球体の硬化に関与し、病気を進行させるのが先ほどお話ししたＡＧＥです。

◆動脈硬化が進むと重篤な疾患につながる

高血糖状態が続くと動脈硬化が起きます。その結果、発症が心配されるのは、心筋梗塞、狭心症、脳卒中、末梢動脈疾患（足壊疽《えそ》など）です。

心筋梗塞は、心臓の表面にある冠状動脈に血液が運ばれなくなり、心筋が壊死してしまう疾病。心臓の働きが著しく悪化し、命の危険があります。

狭心症は心筋梗塞の一歩手前の状態で、冠動脈の動脈硬化が進んでいるため、運動時などに必要な血液が送られず、激しい胸の痛みを感じますが、糖尿病が進むと感覚が鈍くなってしまうため、自身としてはそれほどの痛みを感じないこともありえるのが怖いところです。

脳卒中は、脳の血管が詰まって起きる脳梗塞と、脳の血管が破れて出血する脳出血に分けられますが、糖尿病で併発しやすいのは脳梗塞です。詰まった血管の場所や程度によっては、言葉が出なくなったり、手足の麻痺などの症状があらわれます。急に倒れてしまうこともあり、状況によっては命の危険もあります。

足の血管に動脈硬化が進み、足に流れる血液が不足すると、間欠性跛行《かんけつせいはこう》という症状が出ることも。一定の距離を歩くと痛みを感じたり、こむら返りを起こして歩けなくなるのですが、少し休むと痛みがなくなって再び歩くことができるようになります。さらに動脈硬化が進むと血液が通わなくなって歩かなくても足が痛むようになって、さらに進むと壊死を起こします。

前述したとおり、糖尿病が進むと感覚が鈍ってしまうため、自身では重大さに気づかず放置してしまうこともあり、重症化しやすいのが問題といえます。

認知症や歯周病との関連も明らかに

糖尿病の合併症として、認知症も挙げられます。

高齢で糖尿病の人は、糖尿病でない人と比べると2倍ほど認知症になりやすいといわれています。

認知症にはいくつか種類がありますが、もっとも多いのはアルツハイマー型認知症、次いで血管性認知症です。そのどちらにも糖尿病は関係すると考えられます。

アルツハイマー型認知症が発生する理由はまだ解明されてはいませんが、脳内にアミロイドβというたんぱく質が蓄積して起こるのではないかと考えられています。

アミロイドβが脳に蓄積しないように分解するのがインスリン分解酵素。インスリン分解酵素は、血糖をコントロールする役目を終えたインスリンを分解する働きをしています。インスリン抵抗性が高まってインスリンが大量に必要になって分泌されると、これに対応するため一生懸命に働くことになり、**その分、アミロイドβの分解が滞ってしまい、蓄積が進む**というわけです。

同時に、インスリン抵抗性が高まってインスリンがうまく機能しないと、脳の神経細胞に適切にブドウ糖を取り込むことができなくなるので、これも認知機能を低下させる一因となります。

一方、血管性認知症は脳梗塞や脳出血などによって起こります。これらの脳血管障害は血糖値が高い状態が続くと起きやすいため、やはり糖尿病と深く関わっているといえるのです。

さらに、意外に感じる人が多いかもしれませんが、糖尿病があると歯周病も進行しやすいということがわかっています。とくに**ＨｂＡ１ｃの数値が７％を超えると歯周病が悪化しやすくなります**。ちなみに、糖尿病と診断された人が**合併症を予防するためのＨｂＡ１ｃの目標値が７％未満**です。

歯周病も自覚症状を得にくい疾病なので、進行していても気づかないことが多いようです。歯周病が進行すると歯を失う可能性があるだけでなく、炎症によって生成される毒性物質が歯肉の血管から全身に入り、さまざまな病気の原因になったり、悪化させたりしますが、その一つが糖尿病なのです。

ですから糖尿病と歯周病は、相関関係にあるのです。歯周病の治療をすることで糖尿病の好転につながると考えられます。

２０２０年に東京医科歯科大学などの研究チームがとても気になる研究成果を発表しました。それは、**歯周病菌に感染すると、骨格筋が糖を取り込みにくくなる**というものです。逆にいえば歯周病の治療をすることで糖尿病を改善、あるいは予防するだけでなく、身体機能が低下するサルコペニアなども予防することにつながるということでもあります。

さて、初期の自覚症状がほとんどなく、静かに進行してしまう2型糖尿病が知らぬ間にさまざまな疾患と密接に結びついてしまう可能性がある怖さを実感していただけたでしょうか。

「自覚症状がないんだったら気づけないから、糖尿病と診断されたら、もう薬に頼るしかないよね」

いえ、そんなことはありません。

確かに投薬は糖尿病の治療方法の一つですが、その前に、ご自身でできることがあります。次章から具体的に解説していきます。

第3章

食事対策は基本の「き」！

効果が高く、自分でコントロールできるのが毎日の食事対策

糖尿病において、食事療法は基本の「き」といってもいいでしょう。

なぜなら、糖尿病の原因となる血糖値を上げる直接的な原因は食事だからです。糖尿病患者さんの約9割は2型糖尿病ですから、元の原因は生活習慣によるもの。ですから、食事を改善しなければ糖尿病も改善されません。そして脂肪肝にならない、あるいは解消するためにも、食事対策は有効です。

糖尿病と診断されている人はもちろんですが、糖尿病予備軍の人も食事の改善は重要。そしてまだ糖尿病の心配はないという人も、食事を整えることで健康面が改善されますので、ぜひ食事の改善に取り組んでみませんか。

健康な人であっても、食べすぎ、飲みすぎは血糖値を乱高下させ、身体にダメージ

を与えます。自分の身体を労《いたわ》ってあげる気持ちで、食事をするようにしましょう。そのためには、ご自身の食生活を振り返りつつ、改善できる点を見つけていくことが大切です。「沈黙の病」といわれる糖尿病は、発症する以前から食事を意識することで予防ができる病です。

ポイントとしては、**「バランスよく」「食材を選んで」「適切なカロリー」を摂取すること**です。

第3章では、食べ方のヒントをいくつか挙げますので、ご自身が一番取り入れやすいものを試してみてください。

もちろん、ここで挙げる複数の方法を組み合わせて行っていただくと、より効果的になると思いますが、最初からあれもこれもと欲張らず、できることから試していただき、それが日常的な習慣になったら別のものも取り入れるというように、少しずつ改善していただけたらと思います。

◆**炭水化物・たんぱく質・脂質のバランスが大切**

炭水化物、たんぱく質、脂質は私たちの身体を作るための大切な三大栄養素です。どの栄養素が不足しても、身体は正しく機能しません。

たとえば、糖質を制限しようとしすぎるあまり炭水化物の摂取が少なすぎると、一食で満腹感を得るためにたんぱく質や脂質の摂取が多くなりすぎる傾向があり、全体のバランスが悪くなります。適切な量をバランス良く摂ることが大切なのです。

でも、「バランス良く食べるって難しい」という声もよく聞きます。

あまり神経質にならずに、目の前に並んでいる食事に、**炭水化物（ごはんやパン、パスタなど）と、たんぱく質（肉や魚、豆腐など）があり、適度に油脂が使われていることを確認すればOK**です。

必ずしも毎食、バランスが取れていなくても大丈夫。「朝ごはんでたんぱく質が足りなかったから、お昼ごはんは生姜焼き定食にしよう、ごはんは小盛りにしてもらおう」というような調整の仕方で良いのです。

そして、さまざまなビタミンやミネラル、食物繊維なども適切に摂ることが必要ですが、これも難しく考えすぎず、**「いつも同じものばかりを食べない」「主食と主菜だけでなく、副菜（小さなおかず）も食事のたびに摂るようにする」「味噌汁やスープの具を毎日少し変える」**などを心がけることで、それほど不足することなく食べられるようになります。

カロリー制限や過度な糖質制限より、〝血糖値を上げない〟食べ方が大切

かつては肥満を解消するためには、カロリー制限をすべきという考え方が主流でした。ところが、**カロリーの高い脂質を制限しても炭水化物を制限なく食べていた人は肥満を解消することができないことがわかりました。**

これまでもお話ししてきたように、皮下脂肪や内臓脂肪、異所性脂肪になるのは、摂取した炭水化物がブドウ糖になり、余ってしまって脂肪として蓄えられたものです。それを解決しようと近年主流になっているのが、糖質制限の食事です。

でも、糖質をあまりに極端に控えるということには賛成しません。糖質は身体を動かすためのエネルギーとして必要なものです。**糖質だけに限りませんが、極端に摂取量を減らした食事を続けていると、身体が飢餓状態にあると捉えて、脂肪細胞だけでなく筋肉からもエネルギー源を放出するので筋肉が落ちてしまいます。**そして**筋肉はエネルギー代謝のエースプレイヤー**ですから、筋肉が落ちれば消費するエネルギー量も少なくなります。少ないエネルギー量で身体を維持する状態になってしまうのです。これは、身体の健康維持という面から考えると、とても危険なことです。

もちろん、血糖値を高める原因となる糖質を制限なく食べても大丈夫ということではありません。そもそも糖尿病は食後血糖値が極端に上がったり、上がったまま下がらない状態が続くことが問題です。**緩やかな糖質制限を頭におきつつ、食後血糖値を**

コントロールする食事を心がけることが何よりも大切と考えます。なお、食事をしてから2時間後の血糖値が１４０mg／dL以上あると食後高血糖と判断されます。

◆毎食、ベジファーストを心がける

ベジファーストは、野菜（ベジ）を最初（ファースト）に食べること。今や常識ともいえる食べ方になっていると思います。

なぜ野菜を最初に食べると良いのでしょうか。それは野菜に含まれている食物繊維が糖の消化や吸収のスピードを遅らせて、血糖値が急激に上がるのを防ぐからです。

また、食事の初めに食物繊維の多い野菜を食べることで、噛む回数が増えることになり、結果、満腹感を得やすくなり、食事の全体量を減らすことにもつながります。炭水化物の量を少し減らしても満足できるようになる可能性は十分にあります。

野菜を最初にというと、「サラダを食べればいいの？」と考える人は多いと思います。生の野菜には酵素が含まれているので、新鮮な野菜を使ったサラダはもちろんおすす

めできるメニューの一つ。お浸しや和え物、野菜入りスープなどでもＯＫです。

◆**食物繊維の効果は偉大！**

食物繊維には、血糖値を急激に上げないという効果のほか、**腸内を健全な環境に維持してくれる**という一面もあります。

私たちの腸内には約１００兆個という想像を絶する数の腸内細菌がいると考えられています。

この腸内細菌には、身体に良い働きをする「善玉菌」と悪い影響を及ぼす「悪玉菌」、どちらか優勢なほうに味方する「日和見菌《ひよりみきん》」の3種類がありますが、「善玉菌」が優位だと悪玉菌の増殖を抑えたり、腸の働きを活発にしたりします。

この善玉菌のエサになるのが食物繊維なのです。善玉菌のエサとなって、その増殖を助け、消化・吸収されずに大腸まで届いて便のカサを増やします。腸内環境が良い状態を保てると排便のリズムが安定して便秘になりにくく、また太りにくいといわれています。

実は、認知症についても食物繊維と関わる研究結果が出ています。２０２０年、筑波大学の研究チームが**「食物繊維を多く摂る人は要介護認知症の発症リスクが低下する」**という研究結果を世界で初めて発表しました。

この研究はコホート研究といって、特定の要因を持つ集団と持たない集団を一定期間追跡して疾患の罹患率や死亡率を比較し、要因と疾患の関連を調べる方法です。時間とコストがかかるのですが、因果関係を明らかにするためには望ましい研究方法とされています。この研究の場合は、食物繊維摂取が多い集団と少ない集団の比較で調査されました。

１９６０年代から行われてきた国内最古の循環器コホート研究の一つに位置づけられているＣＩＲＣＳ研究（Circulatory Risk in Communities Study＝地域における循環器リスク研究）において、１９８５年〜１９９９年の間に栄養調査に参加した40〜64歳の３７３９人を対象に、１９９９年〜２０２０年までの最大21年間にわたって追跡調査がなされました。

その結果、**食物繊維を多く摂る人は認知症にかかるリスクがおよそ4分の3になる**ことが示されたのです。

食物繊維には不溶性食物繊維と水溶性食物繊維がありますが、**水溶性食物繊維を多く摂っている人ほど要介護認知症の発症リスクが低くなる**こともわかりました。

食物繊維を摂取することが腸内細菌の構成に影響を与えて、認知症につながる神経炎症を改善したり、ほかの認知症危険因子を低減することで認知症発症リスクを低減させる可能性があるということです。

◆食物繊維は1日に20g以上を目標に

日本糖尿病学会がまとめている「糖尿病治療ガイド」では、**食物繊維の摂取量を1日に20g以上にする**ことを推奨しています。

食物繊維の摂取量が1日20gを超えるとHbA1cのレベルが低く抑えられ、糖尿

病リスクが軽減することが明らかになっています。また、食物繊維を多く摂っている人は、そうでない人に比べてガンや心筋梗塞などの循環器系疾患の死亡リスクが低いこともわかっています。

食物繊維を1日20g以上摂るためには、**3食食べている人なら1食あたり7g、2食食べている人なら1食あたり10gが目安**です。

食物繊維を多く含むのは、**野菜、豆類、海藻類、きのこ類**など。サラダやお浸しなどの小鉢を追加する、お味噌汁にわかめを加える、炒めものや煮物にきのこ類を入れる、もずくや納豆など、買ってすぐに食べられる一品を足すなどで、食物繊維の摂取量は手軽に増やすことができます。

普段食べているメニューにどのくらい食物繊維が含まれているかは、コンビニエンスストアなどで手軽に確認できます。最近は栄養素とその含有量を記載した商品が多く並んでいるからです。

料理の中に含まれる食物繊維の量は使用する食材やその量によって異なりますが、コ

1食あたりの食べ物に含まれる食物繊維量の例

蒸し豆サラダ	6.2g
ひじきの煮物	5.0g
ごぼうサラダ	3.4g
きんぴらごぼう	2.7g
海苔を巻いたおにぎり	2.0g
野菜サラダ	1.7g
なめこの味噌汁	1.4g
納豆	1.1g

など

出典：コンビニエンスストア発表の栄養成分により作成

ンビニなどで取り扱われているメニューで、1人前当たりの食物繊維量を一例としてご紹介しておきます。

たとえば、おにぎりとなめこの味噌汁、ひじきの煮物で8・4g。1日3食の人ならこれでクリア。1日2食の人なら、野菜サラダを加えるか、蒸し豆サラダを1／3程度足せば、10gを達成できます。ただしこの組み合わせでは主菜が不足していますので、豆腐や鶏肉などでたんぱく質を加えるとバランスが良くなると思います。

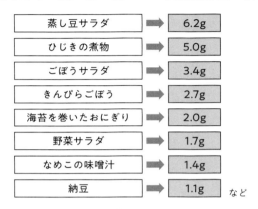

「セカンドミール効果」で継続的に血糖値を抑える

ベジファーストを実践できるようになったら、「セカンドミール効果」を考えてみてはいかがでしょう。

これは1982年にトロント大学のデビッド・J・ジェンキンス博士によって発表された概念です。**その日の最初に摂る食事（ファーストミール）が、次に摂る食事（セカンドミール）後の血糖値の上昇に影響を与える**というものです。この**「セカンドミール効果」には食物繊維が関わっています。**

食事の後、血液中にブドウ糖が増えると血糖値が上がり、膵臓からインスリンが分泌されます。血糖が細胞に取り込まれると血糖値は食事の前の状態に戻ります。

最初の食事（ファーストミール）で食物繊維の多い食品を摂ると、食物繊維が胃や腸に働きかけて食後の血糖値を上がりにくくします。そして食物繊維をエサにした腸内細菌が短鎖《たんさ》脂肪酸を作って小腸の細胞から**GLP-1という消化管ホルモン**を分泌します。このGLP-1が次の食事（セカンドミール）の後、血糖値が上がる前にインスリンを分泌させて血糖値の上昇を抑えるというわけです（左ページ参照）。

ファーストミールがセカンドミールに影響するのであれば、セカンドミールでも食物繊維を摂るなど、食事に気をつければ、サードミールにも良い影響を及ぼします。毎回の食事に気をつければ、ずっとセカンドミール効果を得られるでしょう。

このセカンドミールの効果について、日本で次のような試験が行われました。被験者を3グループに分け、朝9時に第1食をA＝大豆焼き菓子、B＝米菓子（せんべい）、C＝何も食べない（水のみ）というように摂りました。

3時間後の昼12時に、第2食として3グループ共通で市販の栄養食品を摂って食後血糖値を測定したところ、グループAはグループBに比べて食後240分〜300分

食物繊維が血糖値の上昇を抑制する仕組み

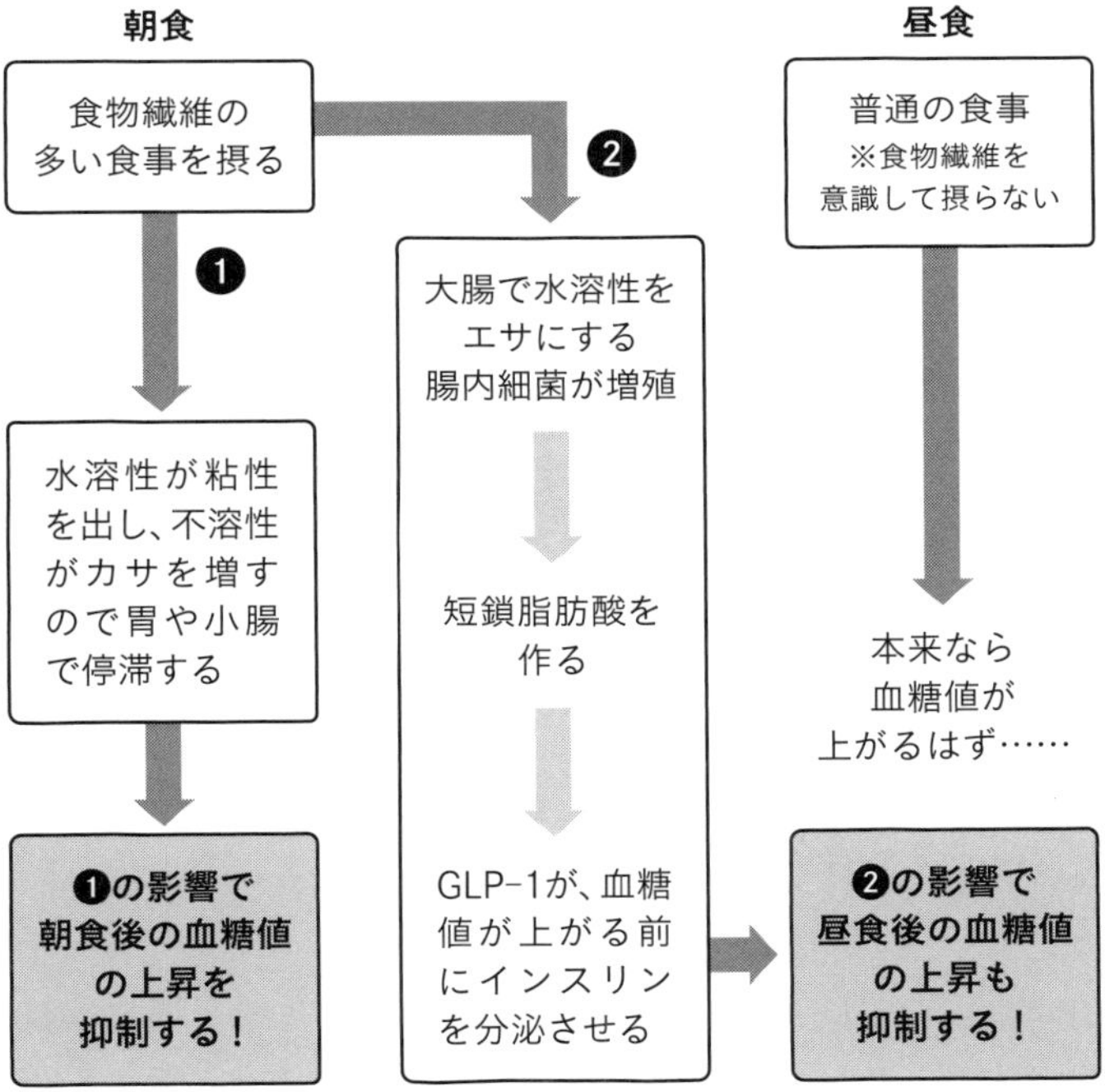
朝食
食物繊維の多い食事を摂る
❶
水溶性が粘性を出し、不溶性がカサを増すので胃や小腸で停滞する
❶の影響で朝食後の血糖値の上昇を抑制する！
❷
大腸で水溶性をエサにする腸内細菌が増殖
短鎖脂肪酸を作る
GLP-1が、血糖値が上がる前にインスリンを分泌させる
昼食
普通の食事
※食物繊維を意識して摂らない
本来なら血糖値が上がるはず……
❷の影響で昼食後の血糖値の上昇も抑制する！

の血糖値がはるかに低いという結果になりました。また何も食べなかったグループCと比べても、グループAのほうが低い結果でした。

このことから、大豆焼菓子を第1食に食べたことで第2食の食後に糖の吸収が抑制されたか、血中からの糖の代謝を促進するホルモンが多く分泌されたと考えられます。

また、朝食に大麦混合ごはん（大麦＋白米）を食べた場合と白米ごはんを食べた場合の比較も行われ、朝食に大麦混合ごはん（大麦＋白米）を食べたグループDのほうが、白米ごはんを食べたグループEよりも食後の血糖値が上がりにくいことがわかりました。また、朝食に大麦混合ごはんを食べたときのほうが、昼食後も血糖値の上昇を抑えることが確認されています（左ページ参照）。

◆GI値の低い食品を選ぶ

食物繊維はセカンドミール効果が得られることがわかりましたが、もう一つのポイ

朝食だけでなく、次の食事の糖質吸収も抑える

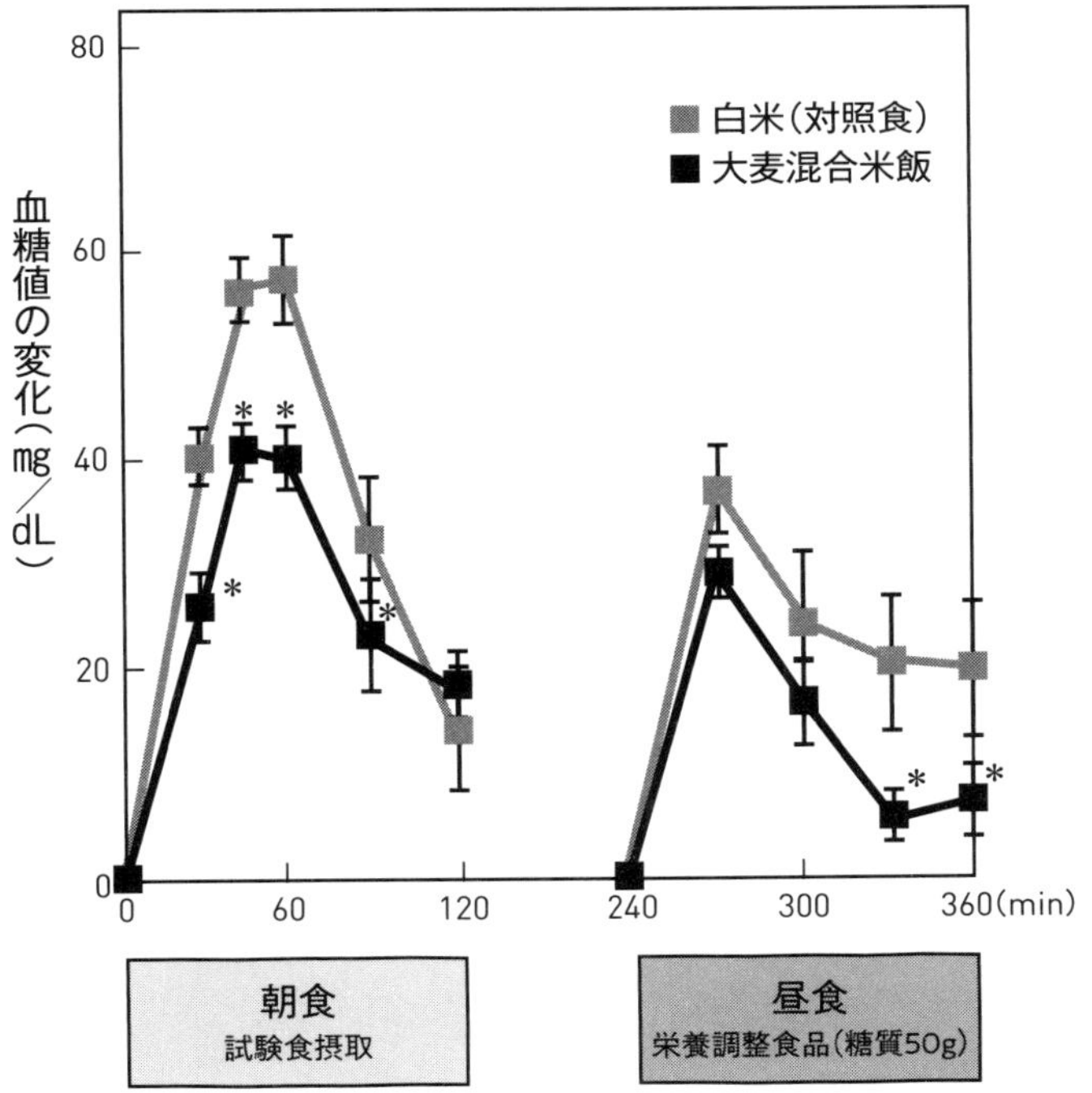

*p＜0.05vs 白米（対照食）

出典：福原育夫ほか、β-グルカン高含有大麦混合米飯の食後血糖応答とそのセカンドミール効果に及ぼす影響　薬理と治療41(8)：789-795(2013)

ントは食べ物のGI値に注目するということです。

セカンドミール効果の試験では、大豆焼き菓子と米菓子、大麦混合ごはんと白米などで比較されていますが、大豆や大麦はGI値が低い食品です。

GI値とは、グリセミック・インデックス（Glycemic Index）の略で、食後血糖値の上昇度を示す指数のこと。セカンドミール効果を発表したデビッド・J・ジェンキンス博士が提唱したものです。ブドウ糖の血糖上昇率と比較して食品ごとにどのくらい血糖値を上昇させるかを数値化しているもので、血糖値が気になる方はぜひ意識していただきたい指数です。

GI値が高い食品を食べると食後血糖値は急速に上がりますが、GI値が低い食品を食べた場合は血糖値の上昇は緩やかになります。

ブドウ糖を100として、55以下は低GI値、56〜69は中GI値、70以上は高GI値と分類されます。**糖質を多く含む食品ほどGI値が高く、血糖値を上昇させやすいこと**を意味しています。

食品GI値分類表

	高GI (70以上)	中GI (56〜69)	低GI (55以下)
穀類	・白米(88) ・パン(83) ・餅(82) 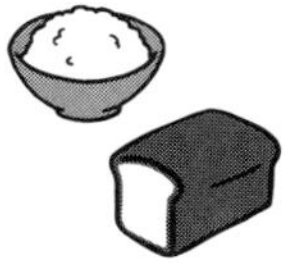	・クロワッサン(67) ・ライ麦パン(65) ・コーンフレーク(66) 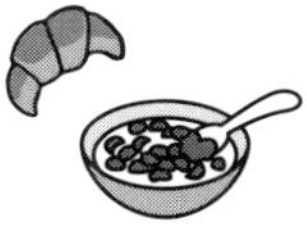	・玄米(54) ・パスタ〈デュラムセモリナ粉〉(47) ・そば(46) ・大麦(22) ・ビーフン(35) ・春雨(39) 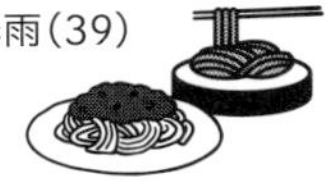
野菜・果物	・にんじん〈ゆで〉(92) ・いちごジャム(76) 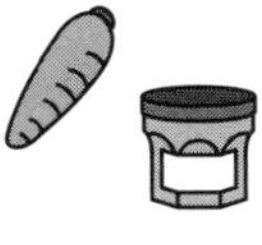	・かぼちゃ〈ゆで〉(66) ・じゃがいも〈蒸し焼き〉(65) ・ぶどう(59) ・柿(61) 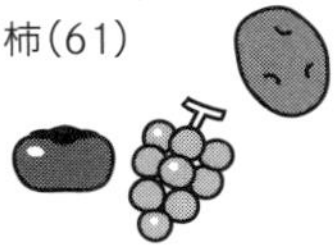	・さつまいも〈ゆで〉(44) ・トマト(23) ・グレープフルーツ(26) ・りんご(39) ・オレンジ(49) 
その他	・せんべい(91) 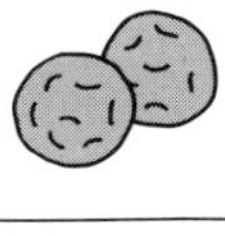	・コンデンスミルク(61) ・アイスクリーム(61) ・カッテージチーズ(60) 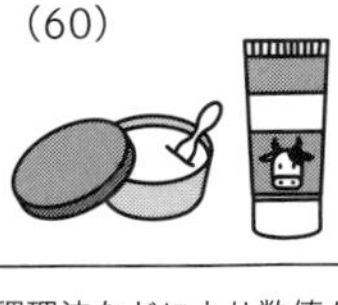	・牛乳(24) ・ピーナッツ(13) ・ひよこ豆(38) 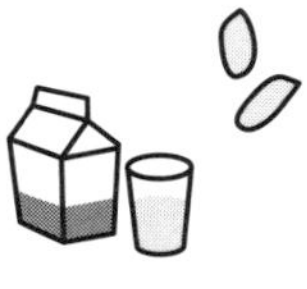

※(　)内数字はGI値。産地や商品、調理法などにより数値が変わるものもあります。
出典：シドニー大学 食品GI値検索より作成

主食でＧＩ値が高いのはパンや精白米、うどんなど。低いのは全粒粉のパスタや玄米、大麦などです。精製された小麦粉や米などは、ＧＩ値が高くなる傾向にあります。主菜や副菜となる野菜や肉、魚などは低ＧＩ値の食品が多いので、**食事を今よりも低ＧＩ化するなら、ごはん、パンなどの主食に低ＧＩ値のものを導入するのが良い**でしょう。

まずはごはん派の方。精製しない全粒の穀物が身体に良いといっても、白米を食べ慣れている人はなかなか馴染めないかもしれません。それなら**白米に全粒穀物を足すところから始めましょう。**

たとえば、ごはんに大麦を3〜5割混ぜることでメタボ改善効果のある水溶性食物繊維、β-グルカンを摂取することができます。市販の雑穀を混ぜるのも良いと思います。また、白米と玄米を合わせ炊きにするのも良いでしょう。玄米には不溶性食物繊維の一つで、腸内で発酵を進めるアラビノキシランが含まれています。慣れたら玄米１００％のごはんも美味しく食べられると思います。

次にパン・シリアル派の方は、全粒粉パン、ライ麦パン、小麦ブラン（ふすま）入りブランパン、小麦ブラン、オートミール（オーツ麦）、大麦のシリアルなどを取り入れましょう。全粒粉、ふすま、ライ麦には、腸で発酵するアラビノキシランが、オートミール（オーツ麦）には、β-グルカンが豊富に含まれています。

なお、ふすまは小麦の表皮の部分で、一般的な小麦粉では胚芽とともに取り除かれてしまう部分。全粒粉は小麦全体をひいたものです。

シリアルは、ヨーグルトや牛乳と混ぜるのがポピュラーな食べ方ですが、オートミールの場合、水や牛乳を加えて温めるとホカホカのお粥状態になるので、冬の朝食にもおすすめです。最近はコンビニやスーパーでも手に入りやすくなりました。

GI値の低い食品を多く摂ることは、血糖値の急上昇を防ぐことに結びつきます。ファーストミールで血糖値の上昇しにくい食品＝低GI値の食品を食べれば、セカンドミール後の血糖値の上昇を抑える効果が期待できるということになります。

すべての食事をバランス良く、低ＧＩ値の食品を中心に摂ることができれば、食後血糖値を急激に上げない食事のサイクルができますが、なかなかそうはいかないかもしれません。それでも、**ファーストミールに低ＧＩ値の食品を取り入れることを習慣づければ、少なくともファーストミール後とセカンドミール後の血糖値上昇は緩やかですみます。**ぜひ、お試しください。

いいことづくめの「レジスタントスターチ」を活用する

米や小麦などの穀類やじゃがいもなどの芋類に含まれる糖質のうち、代表的なものはでんぷんです。かつて、でんぷんは小腸で完全に消化されると考えられていたのですが、１９８０年頃、**一部が消化されずに大腸に運ばれることが明らかとなりました。**

これをレジスタントスターチ（Resistant Starch）と呼びます。レジスタント＝「消化されない」、スターチ＝「でんぷん」という意味で、**「難消化性でんぷん」**とも呼ばれます。

レジスタントスターチにも血糖値のコントロールをしているGLP-1の分泌を促す効果があり、食後の血糖上昇を緩やかにします。通常のでんぷんは、摂取すると小腸で消化酵素によって分解されてグルコースになり、血液へ取り込まれるため血糖値が上がりますが、レジスタントスターチは消化酵素によって分解されにくいため、血糖値の上昇が低く抑えられるのです。

また、嬉しいことにレジスタントスターチには、**脂肪の合成を抑える働き**があります。レジスタントスターチが大腸に達すると、分解・発酵により、酪酸、酢酸、プロピオン酸などの短鎖脂肪酸が作られるのですが、短鎖脂肪酸は脂肪細胞に働きかけて脂肪の蓄積を抑え、また、交感神経に働きかけて心拍数を増やし、体温を上げてエネルギー消費量をアップさせます。

さらに**便通にも効果**が期待できます。短鎖脂肪酸の一つである酪酸は、ビフィズス菌や乳酸菌などの腸内フローラの形成時に重要な働きをしているのです。ビフィズス菌や乳酸菌などの善玉菌が酪酸によって増えるので、悪玉菌の生成を抑えることができます。このため、整腸作用促進効果が期待でき、排便がスムーズになるといわれています。

また、レジスタントスターチを含む食品を摂取することで、満腹感が得られて食事摂取量が減少するという報告があります。

いいことづくめのレジスタントスターチ。EUではレジスタントスターチを14%以上含む食品について「食後の血糖応答が小さい（血糖値の上昇が緩やか）」という内容の表示（ヘルスクレーム）をすることが認められています。健康改善目的にハンバーガーなどに添加されていることもあります。

レジスタントスターチが多く含まれるのは、**小豆やひよこ豆。**豆類ならなんでもO

レジスタントスターチの分類

玄米、全粒粉、豆類のように細胞壁などで物理的に消化されないでんぷん **RS1**

じゃがいものようにそれ自体が耐消化性を持つでんぷん **RS2**

加熱調理による糊化後の老化により生成する老化でんぷん。冷ごはんやポテトサラダなど一度温めて冷ましたもの **RS3**

化学的に合成されたでんぷん **RS4**

出典:「ルミコナイドとしてのレジスタントスターチの役割」を参照
(FFI JOURNAL,Vol,217.No.3,2012)

Kというわけではありませんので注意しましょう。**かぼちゃやじゃがいも、さつまいもにも多く含まれています。**そしてなんと、**白いごはん**にもレジスタントスターチは含まれているのです。

実のところ、米の場合、日本人が好んで食べる短粒種よりもタイ米などの長粒種に多く含まれているのですが、短粒種でもレジスタントスターチをしっかり摂る方法があります。それは、**冷ましてから食べること。**驚くことに、調理してから冷ますとレジスタントスターチが増えるのです。急冷するとあまり増えないので、ゆっくり冷ますのがコツです（99

ページ「RS3」参照)。

おすすめは、おにぎり。おにぎりは冷めた状態で食べるのが当たり前の食事だからです。味噌汁やスープ類、おかずは温かいものでOK。ポテトサラダや冷ましたかぼちゃの煮物などもレジスタントスターチが多いので、おかず選びに迷ったら加えてみましょう。ごはんをよそって冷ましてから、冷たいだしやお茶をかけるお茶漬けでも良いでしょう。ただし、流し込まずよく噛んでください。お寿司もおすすめです。

おかずを意識すると食事が変わる

食事の改善は、主食とおかず(副菜)に分けて考えるとスムーズです。
主食はこれまでお話ししてきたように、全粒穀物に変えたり、レジスタンスタンスター

ちょい足しおかずで食物繊維量アップ

海藻類を使ったちょい足しおかず

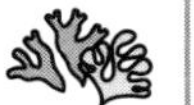

ひじきの煮物、切り昆布の煮物、わかめの炒めものやサラダなど

豆類を使ったちょい足しおかず

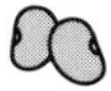

小豆とかぼちゃの煮物やサラダ、ひよこ豆のサラダや炒めものなど

根菜類を使ったちょい足しおかず

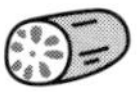

ごぼうやレンコンのきんぴらやサラダ、切り干し大根の煮付けや和え物など

きのこを使ったちょい足しおかず

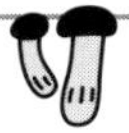

きのこのオイルマリネやごま和え、きんぴらなど

チを効率よく摂れるごはんに変えましょう。おかずには食物繊維が豊富な副菜（小鉢）を1品追加すれば、食物繊維摂取量を3〜5gほど上乗せできます。

手軽に取り入れやすいのは、わかめやひじき、昆布などの海藻類。また、レジスタントスターチが豊富な豆類も良いと思います。野菜なら根菜類を意識しましょう。きのこやナッツなども有効です。

これらの食材を使って週末など時間のとれるときに、常備菜として作っておくと、普段の食事にちょい足しできて便利です。ちょい足しおかずのヒントを挙げておきますが、料理サイトなどを参考にすれば、たくさんのレシピに出会えると思います。

常備菜というと和風のイメージがあるかもしれませんが、炒めものやサラダは味付けを変えれば和風だけでなく洋風や韓国風、エスニック風などにもアレンジできます。

清涼飲料水や人工甘味料は要注意

ここまで、食べたほうが良いものについてお話ししてきましたが、避けるべきものについても説明しておきます。

市販の清涼飲料水には、糖質が多いものがたくさんあります。ジュースやサイダーなどは気にする方がいるかもしれませんが、乳酸菌飲料やコーヒー飲料などにも含まれていますから注意が必要です。また、スポーツドリンクは健康的なイメージがあり、運動をするときの水分や糖質、塩分補給には便利ですが、糖尿病対策としては頻繁に摂ることはおすすめできません。

肥満を心配する人の中には、料理に使ったり、飲み物などに加えたりする砂糖をカロリーゼロやローカロリーの人工甘味料に変えようと考える人もいるかもしれません。でも、人工甘味料を使った動物実験では血糖値が高くなるという報告があります。また、**人間でも人工甘味料を使っていると腸内細菌叢に変化が生じる**ことがわかっています。**健康な人でも人工甘味料を摂り続けているとインスリンのブドウ糖処理能力が低下する**という報告もあります。

人工甘味料は少量でも甘く感じるため、どんどん甘さに対する感性が鈍って、より甘いものを求めるようになる可能性が高いと考えられています。

日本で使用が許可されている**人工甘味料には、サッカリン、アスパルテーム、アセスルファムK（カリウム）、スクラロース、ネオテーム、アドバンテーム**があります。

ノンカロリーや低カロリーを謳う飲料や食品に使われていることも多いので、注意したほうが良いと思います。

◆異性果糖にも気をつけて

果物には果糖が含まれています。**果糖は脂肪肝を作りやすい**という難点があるのですが、果物そのものに含まれている果糖は自然なものであり、ビタミンやミネラルを豊富に含む食品でもあるので、摂りすぎないように気をつけながら、食事に加えていくと良いでしょう。

問題なのは、とうもろこしやさつまいもなどのでんぷんから作られる**異性化糖**。でんぷんそのものには甘味はないのですが、でんぷんに酵素を加えて分解することでブドウ糖や果糖が作られます。異性化糖は日本農林規格（ＪＡＳ）で規定されていて、**果糖含有率が90％以上だと高果糖液糖、50％以上90％未満だと果糖ブドウ糖液糖、50％未満だとブドウ糖果糖液糖**です。果糖ブドウ糖液糖かブドウ糖果糖液糖に砂糖を加えた砂糖混合異性化液糖もあります。

果糖は砂糖よりも甘味は低いのですが、低温帯で甘味を感じやすいため、冷やして飲む清涼飲料水などによく使われています。また、砂糖に比べると甘味をさわやかに感じることが多いのも使用される理由でしょう。価格が安いので、使いやすいということもあるようです。

清涼飲料水のほかに栄養ドリンクや焼き肉のタレなどの調味料にも使用されるケースがあります。市販の便利な調味料に含まれていることを考慮すれば、まったく摂らないでとまではいいませんが、できるだけ避けるようにしたほうが良いと思います。

自宅でできるハーフデイ断食で、脂肪を燃焼しやすい身体に

脂肪肝を遠ざけたい、あるいは解消したいという人におすすめしたいのが、自宅で

きるハーフデイ断食（ハーフデイ・ファスティング）です。

これは食事の間を12時間以上空けるというもの。時間帯は昼でも夜でも良いのですが、睡眠時間を加えて良いので、眠る前に摂った食事から、睡眠から目覚めた後の1回目の食事までの時間を12時間以上と考えていただくのが続けやすい方法だと思います。これなら、自分の仕事の状況や生活のスタイルに合わせてトライできるでしょう。

ただし、**糖尿病と診断されて服薬している方は低血糖の恐れがありますので、実行しないでください。**また、他の既往症などで通院している方は、かかりつけ医に相談してから行ってください。

実は、私は毎日、ハーフデイ断食で過ごしています。

以前は朝昼夜と3食摂っていましたが、3食摂ると、なんとなく身体が重いなと感じていました。そこで、朝食を食べずに過ごすようにしたら、とても快調で、私には朝ごはんを摂らないほうが合っていると思うようになったのです。

私が実践しているハーフデイ断食は、起床後は水分を摂るだけで固形物は口にせず、昼12時から夜12時までの間に、仕事のタイミングをみながら、２回食事をするというスタイル。食事をして良い時間を夜12時までとしているのは、講演会などで遅くなることがあるためで、普段はだいたい夜８時までには食事を終えるようにしています。

こうすると夜の食事をしてから次の日の１食目まで、約12時間から16時間程度空くことになります。気をつけているのは、ただ一つ。食事の回数が減ると水分とミネラルが不足しやすくなるので、水分をしっかり摂り、ミネラルは酵素ジュースや植物系ミネラルなどで補うようにしているということです。

こうして食事をしない時間を作ると、身体にとっていくつもの良いことがあります。

◆長寿遺伝子のサーチュイン遺伝子のスイッチをオンにする

「サーチュイン遺伝子」は「長寿遺伝子」、「若返り遺伝子」とも呼ばれていますが、２０００年に米国・マサチューセッツ工科大学のレオナルド・ガランテ教授が酵母の中から発見した遺伝子です。その後の研究によって、人間もこの遺伝子を持っていることが明らかになりました。

「サーチュイン遺伝子」は、糖尿病や動脈硬化の予防、脂肪の燃焼、細胞を傷つける活性酸素の除去、細胞の修復、シミやシワの防止、認知症や難聴などの予防にも好影響をもたらすことがわかっています。まさに、健康寿命を延ばす「長寿遺伝子」です。ところが、いつでも働いてくれるわけではありません。身体の中には存在するものの、普段は眠った状態になっているのです。

この**「サーチュイン遺伝子」のスイッチをオンにするのが、空腹**なのです。

人類の歴史を遡《さかのぼ》ってみれば、飢餓との闘いがありました。飢餓状態がしばらく続いても生命を保つことができる装置として、「サーチュイン遺伝子」が生体メカニズムに備わってきたのだろうと考えられています。ちなみに、空腹になることだけでなく、必要とされる**カロリー摂取量の70％に抑えることでもスイッチが入る**といわれています。

一つの事例として、２００９年の米国・サイエンス誌に掲載された、米国・ウィスコンシン大学国立霊長類研究センターが１９８７年から続けていたアカゲザルの研究成果があります。

大人（7～14歳）のアカゲザルを２つのグループに分け、普通食より30％の食事制限をしたグループと、まったく食事制限をしないグループに分けて、20年間にわたって調査をしたところ、食事制限をしたグループは食事制限をしないグループに比べて、糖尿病やガン、心臓病などの発症が少なく、また、見た目も若々しく、寿命が延びたことがわかりました。

◆「オートファジー」を働かせて身体を内面からリセットする

さて、もう一つ、**空腹は「オートファジー」のスイッチも入れます。**

人間の身体は、骨、皮膚、筋肉、脳、血管、神経、内臓など、さまざまな働きをする器官によって成り立っていますが、すべての器官は細胞からできています。その細胞を作っているのは主にたんぱく質。古くなったり、異常が発生したたんぱく質は体外に排出され、排出した分だけ食べ物から取り込んだ栄養でたんぱく質を作るので、細胞は絶えず入れ替わっています。

ところが、代謝を繰り返しているうちに、排出されずに残ってしまうことがあります。そして細胞内にたまった老廃物は、身体の不調を引き起こしたり、病気などの原因にもなりかねません。この**老廃物を処理する機能が、「オートファジー」**です。

食べ物から栄養が摂り込まれなくなってしまうと、身体は新たにたんぱく質を作ることができなくなるので、身体を維持するために、排出されずに細胞内に残っていた古いたんぱく質などを集めて分解し、新しいたんぱく質を作り始めるのです。ちなみにギリシャ語でオートは「自分自身」、ファジーは「食べること」を意味し、「自食作用」と訳されています。

この「オートファジー」の仕組みを分子レベルで解明されたのが、東京工業大学の大隅良典《おおすみよしのり》栄誉教授。2016年にノーベル生理学・医学賞を受賞されました。

「オートファジー」のスイッチが入ると、身体の修復や再生が進みます。ストレスの抵抗力を高める遺伝子が発現して、活性酸素に対する抵抗性も高まり、細胞レベルまで生まれ変わるのです。

細胞の中には、細胞の活動に必要なエネルギー源を作り出すミトコンドリアがありますが、「オートファジー」によってこのミトコンドリアも生まれ変わり、新しくて元気なミトコンドリアが多いほど、脂質を効率よくエネルギーに変えて消費することができるようになるのです。

◆ケトン体を働かせて脂肪が燃焼しやすい身体に

私たちの身体は、食事によって摂り入れた栄養素を分解、吸収してエネルギーに変えています。みなさんがよくご存じなのは、糖質はブドウ糖に分解されてすばやくエネルギーになるということだと思います。

すぐにエネルギーとして活用されなかった分はグリコーゲンとして肝臓に蓄えられ

たり、脂肪として身体に蓄えられたりします。グリコーゲンは必要に応じてすぐにエネルギーに変えることができますが、肝臓には24時間以内に使い切れる量だけしか貯められないので、オーバーした分は中性脂肪として身体に蓄えることになるのです。

ファスティングをすると、身体の中で、**代謝に変化が起きます。**

これに関わるのが、私たちの身体に備わっている複数のエネルギー生成システムです。

一つ目は、炭水化物などの**糖質をブドウ糖に分解して使う「解糖系」**というシステム。食事から糖質を摂ると「解糖系」が優先的に働きます。

二つ目が、肝臓のグリコーゲンを使い切ると働く**「糖新生」という非常システム。**筋肉中のたんぱく質や脂肪細胞からブドウ糖を作り、エネルギーに変換します。

さらに**ブドウ糖が不足して飢餓状態が続くと、三つ目の「ケトン体回路」**が動き出します。ケトン体回路では、食べ物に含まれる脂質と身体に蓄えられた脂質を分解してエネルギーを作り出します。この回路が働くときに作られるのがケトン体。具体的にはアセトン、アセト酢酸、β－ヒドロキシ酪酸という三つの物質で、肝臓で作られて血液中に放出されます。

糖質回路は数時間程度で燃料切れを起こしてしまいますが、**ケトン体回路は中性脂肪を燃料にすることができる**ので、長時間働き続けることができます。つまり、ケトン体が作られる状況になれば脂肪燃焼が進み、ケトン体回路が作動する時間が長いほど脂肪が燃焼するというわけです。

◆ファスティングで肝機能が良くなる

ファスティングには、肝機能を良くする働きもあります。肝臓は、アルコール、薬、食品添加物などの解毒に働く器官です。加工食品や脂肪の多い食事は、肝臓に負担を与え、脂肪肝などのリスクを上げてしまいますが、ファスティングをすることで、肝臓に蓄積された有害物質が解毒され、傷んでいた組織が修復されるので、肝機能が正常に回復する効果も期待できるのです。

◆ファスティングをすると基礎代謝量が増える

私たちの身体は、ホルモンの働きによって管理されています。ファスティングによって体内のさまざまな機能がリセットされ、ホルモンの働きが整えられます。

インスリンもホルモンの一つ。食事をするたびにインスリンが分泌されるので、**食事の回数が多いとインスリン値は高いままになり、インスリン値が高いと身体が体脂肪を蓄えるモード**になってしまいます。食事の回数を減らす意味がここにあります。

また、ファスティングをすると、基礎代謝量が増えます。

食べ物から糖を取り込めずインスリンが減るので、インスリンと逆の働きをするホルモン（インスリン拮抗《きっこう》ホルモン）が増えるのですが、これらのホルモンが身体を活性化させるからです。インスリン拮抗ホルモンには、ノルアドレナリン、ヒト成長ホルモン、コルチゾールなどがあります。

ノルアドレナリンは交感神経の活動を高め、筋肉の収縮を促したり、心拍数を上げたりして、身体が活動しやすい状態にし、基礎代謝量を上げる働きをします。

ヒト成長ホルモンは、寝ている間に脳下垂体で分泌されます。筋肉量や骨密度を維持するために必要であり、免疫力のアップなどにも関わるホルモンで、若々しさやエネルギッシュで疲れにくい身体作りのためにも効果を発揮します。

コルチゾールは、肝臓での糖の新生、筋肉におけるたんぱく質代謝や脂肪組織における脂肪分解などの代謝促進などに働きます。

ただ、一点、知っておかなければならないのは、膵臓で**合成されるグルカゴンというインスリン拮抗ホルモンも亢進（増える）すること。**グルカゴンは肝臓のグリコーゲン分解やアミノ酸からの糖新生を促し、血糖値を上げる働きをします。

しかし、ほかのホルモンの働きやサーチュイン遺伝子やオートファジーなどが働く効果を知れば、ハーフデイ断食をしてみたくなりますよね。

ただし、繰り返しますが、糖尿病と診断されて服薬している方は、低血糖のリスクがありますので、実行しないでください。他の既往症などで通院している方は、かかりつけ医に相談してから行ってください。

食事管理アプリを活用する

もっと専門的に食事指導が欲しいという方は、スマホの食事管理アプリを利用するのも良いと思います。管理栄養士の指導がついているものもあり、試してみることで、自分の食生活の何がよくて何がいけなかったかを知る手段になると思います。

たとえば、「おいしい健康」(https://corp.oishi-kenko.com)というアプリでは、専門家やＡＩを使った毎日の食事の献立の情報提供をしています。病気やお悩みの症状別におすすめの献立も選ぶことができるようです。

また、体重が気になる人には食事を記録するとアドバイスが得られるレコーディングダイエット機能のあるアプリ「あすけん」（https://www.asken.jp）などもおすすめです。たくさんのアプリがありますので、自分に合ったものを見つけると良いでしょう。

健康な肝臓のためのおすすめ食材

食物繊維が摂れる

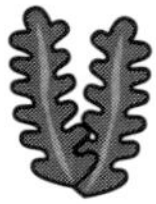

海藻

わかめは生なら酢の物や煮物に。乾燥なら汁物にプラスしやすくて便利。昆布はとろろ昆布なども利用しましょう。市販品のめかぶでも。

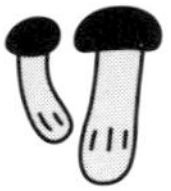

きのこ

しいたけ、しめじ、まいたけ、エリンギ、エノキタケ、マッシュルームなど、食感や風味もいろいろ。料理に合わせて活用しましょう。

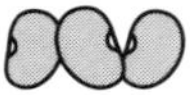

豆

缶詰やレトルトパックなどの市販品も上手に活用して、小鉢や付け合せなどで摂る頻度を増やしましょう。納豆などもOKです。

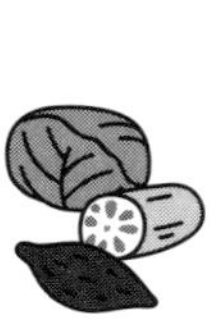

野菜

とくに根菜類に多いので、煮物や和え物などで、十分に摂りましょう。フレッシュな野菜はサラダで食べれば酵素も摂取できます。

たんぱく質が摂れる

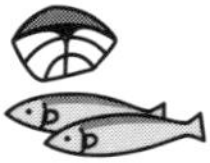

魚介

良質のたんぱく質が豊富。EPAは血管や血液を健やかに保つことに役立ちます。サバ缶などの缶詰でもOK。料理の手間がない市販の刺し身などを利用しても。

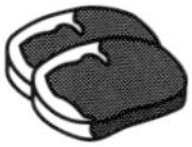

肉

主菜にも副菜にも活用しやすい食材。牛肉、豚肉、鶏肉はそれぞれ少し栄養価が異なるので、偏らずに食べることがおすすめですが、好きなものでOKです。

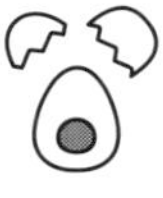

卵

アミノ酸スコア100の良質なたんぱく質。また、ビタミンやミネラルも豊富です。1日にいくつでも大丈夫。

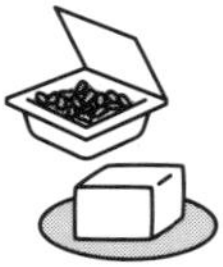

大豆製品

畑のお肉といわれる大豆製品。豆腐や納豆のほか、最近は大豆ミートなどもあります。

糖尿病を遠ざけることに役立つ栄養を含む食材・食品の例

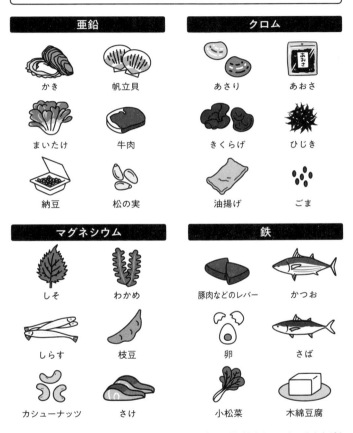

自宅で食べたり、外食するときに摂りやすい食材・食品を挙げました。ほかにもさまざまな食材・食品に含まれているので、いろいろな食材・食品を摂ることが多くの栄養素をバランスよく摂取することにつながります。栄養素に注目するのは大切ですが、気にしすぎて“ばっかり食べ”にならないよう、気をつけましょう。

出典:日本食品成分表2022 八訂より作成

食事のヒント 1

家食、外食、コンビニ食の選び方

自宅で食べる

ごはん派

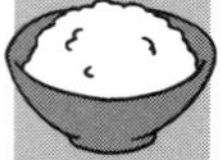

- 豚肉ときくらげの卵とじ
- 小松菜のお浸し くるみがけ
- 五穀米ごはん
- 豆腐の味噌汁

主菜や汁物には食物繊維を含む野菜やきのこ類をプラス。ベジファースト用の小鉢を加えましょう。

パン派

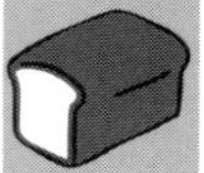

- 鶏肉とひよこ豆の炒め煮
- フレッシュ野菜のサラダ
- 全粒粉パン
- かぼちゃのスープ

パン派ならフレッシュ野菜のサラダをベジファーストの定番にするのがおすすめ。豆類なども活用して。

パスタ派

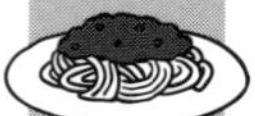

- きのこ入りココット
- トマトサラダ 刻みアーモンドがけ
- 全粒粉パスタ

副菜を作らず、パスタとサラダにするときは、パスタの具材にきのこや根菜類などを加えるのも一案。

コンビニを利用する

麻婆豆腐　サラダ
おにぎり　わかめスープ

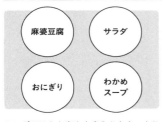

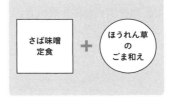

おにぎりはもち麦や大麦入りなら、より食物繊維が摂取できます。主菜でたんぱく質をしっかり摂って。

サラダチキン　サラダ
全粒粉パン　卵スープ

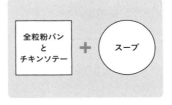

サンドイッチは全粒粉で具だくさんのものを。またサラダやスープでもたんぱく質が摂れるとベター。

全粒粉パスタボロネーゼ　サラダ

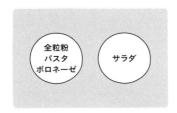

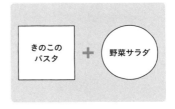

コンビニパスタはたんぱく質や野菜がしっかり摂れるものを選んで。サラダの代わりにスープでもOK。

外食する

さば味噌定食 ＋ ほうれん草のごま和え

和定食メニューは比較的バランスが良いのですが、ベジファースト用の小鉢追加でより良い構成に。

全粒粉パンとチキンソテー ＋ スープ

パンが主食のセットメニューには、サラダかスープをプラス。スープは野菜が具だくさんならなお良し。

きのこのパスタ ＋ 野菜サラダ

パスタは食物繊維を含むきのこ類や亜鉛、クロムが摂れる貝類を具材にしたものがおすすめ。ベジファースト用にサラダをプラス。

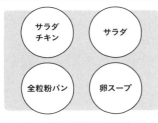

食事のヒント ❷

食物繊維やミネラルを補給しやすいちょい足しアイデア

主食にちょい足し

ごはん派

五穀を混ぜた白米を炊き、ごまをふる

＋食物繊維＆ミネラル（五穀）

＋食物繊維＆クロム・マグネシウム・鉄・亜鉛（ごま）

ミネラル豊富な五穀やごまはちょい足しに便利！

パン派

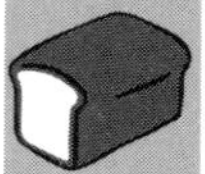

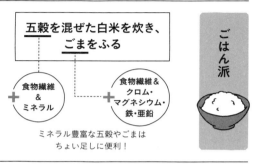

全粒粉パンにエメンタールチーズを挟む

＋鉄・亜鉛

しらすや小松菜の卵とじなどをのせたり挟んでも。

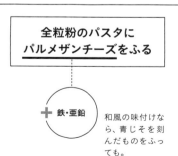

パスタ派

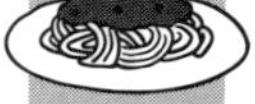

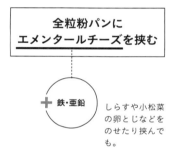

全粒粉のパスタにパルメザンチーズをふる

＋鉄・亜鉛

和風の味付けなら、青じそを刻んだものをふっても。

※食材でプラスできる栄養素は目安です。食品の加工状況などにより異なることがあります。

汁物にちょい足し

味噌汁に乾燥わかめを加える

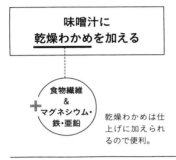

＋ 食物繊維 & マグネシウム・鉄・亜鉛

乾燥わかめは仕上げに加えられるので便利。

トマトスープの仕上げにあおさを加える

＋ クロム・マグネシウム・鉄・亜鉛

乾物の海藻は、和・洋・中・エスニックとどんなジャンルの汁物とも相性良し。

野菜スープにマッシュルームを加える

＋ 食物繊維 & 亜鉛

入手しやすい、しめじなどでも。

主菜・副菜にちょい足し

さばの味噌煮にまいたけを加える

＋ 鉄・亜鉛

＋ 食物繊維 & 亜鉛・クロム

きのこ類ならどれでも食物繊維プラス効果があります。

鶏肉の炒めものにカシューナッツを加える

＋ 食物繊維 & マグネシウム・鉄・亜鉛

松の実やくるみでも美味しい。ナッツ類はサラダのトッピングにも。

フレッシュ野菜のサラダに焼いた油揚げをのせる

＋ マグネシウム・鉄・亜鉛・クロム

油揚げは焼くとトッピングにもなります！

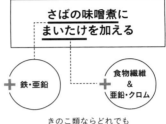

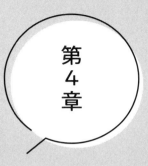

第4章

薬に依存しないために正しい薬の知識を持つ

薬について正しく知り、頼り切りにならない

私はかつて薬剤師として、身体の不調に悩むみなさんに元気になってほしいという思いを持って向き合ってきました。でも、中には薬に頼り切りになって、かえって悪化させたり、自己判断でやめてしまったり、うっかり飲み忘れるなど、正しく摂取することができない人をたくさんみてきました。

薬に頼り切りにならずにすむ方法を考え、無理なく取り入れられるようにすすめていくこと。これが今の私の活動の中心です。

糖尿病の場合、ある程度疾患が進んでしまっているのであれば、薬によって食後の高血糖を解消することは、命を守るために必要なことだと考えます。また、1型糖尿病の方にとってもしかりです。

ただし、もちろん、薬ですから副作用もあります。

自分に処方されている薬について、正しく知り、正しく服用することが必要です。

そして、薬に頼り切りにならずにすむよう、食事の見直しや身体を動かすことで、ご自身を変えていってほしいと切に望みます。

そして、声を大にしていいたいことは、**薬の服用やインスリン注射をする毎日から脱出することは可能**ということです。

処方される経口薬についてよく知っておこう

食事療法、運動療法を行っても血糖値のコントロールが難しいときは経口薬療法や注射薬療法がとられることがあります。注射薬療法は、１型糖尿病の方や妊娠糖尿病

糖尿病経口薬の種類と作用

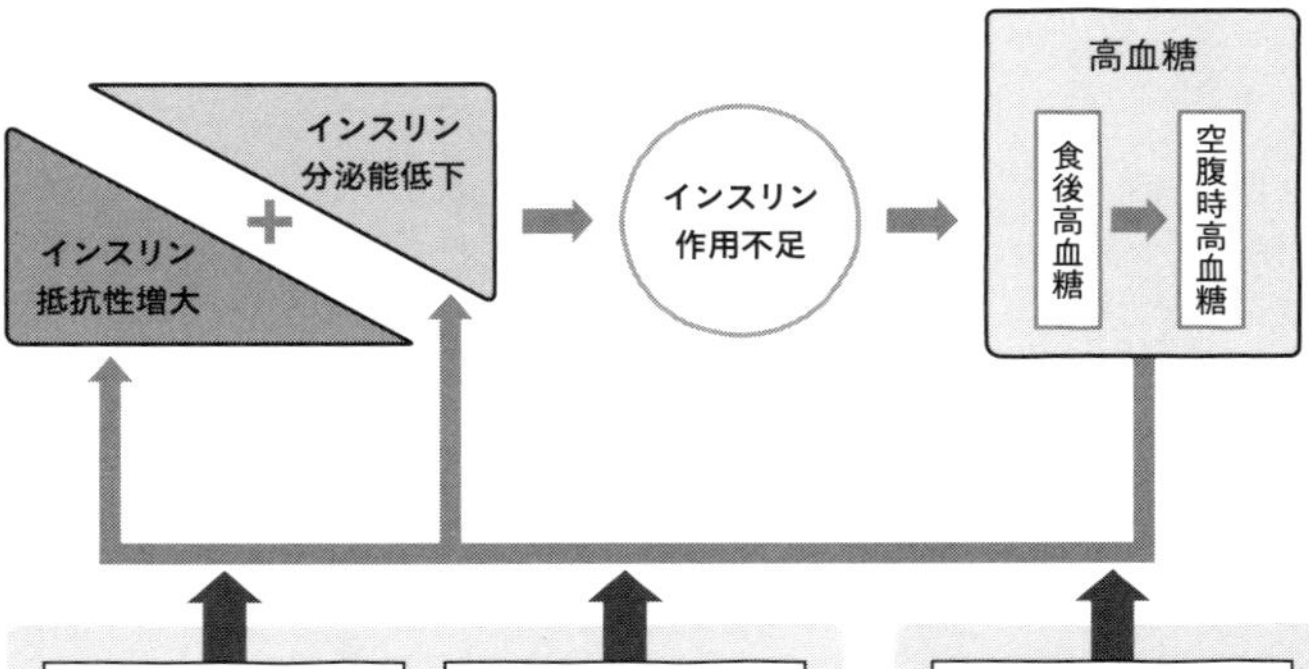

①インスリン抵抗性を改善する

・ビグアナイド薬

肝臓での糖新生の抑制

・チアゾリジン薬

骨格筋・肝臓でのインスリン感受性の改善

②インスリン分泌を促す

・スルホニル尿素薬

インスリン分泌の促進

・速効型インスリン分泌促進薬

より速やかなインスリン分泌の促進・食後血糖の改善

・DPP-4阻害薬

血糖依存性のインスリン分泌促進とグルカゴン分泌抑制

インスリンがしっかり働くようにする

③糖質の消化や吸収を遅らせる

・α-グルコシダーゼ阻害薬

炭水化物の吸収遅延、食後血糖の改善

④尿と一緒に糖を排出させる

・SGLT2阻害薬

腎臓での吸収阻害による尿中ブドウ糖排泄を促進

ブドウ糖として血液中に送られた後、高血糖にならないようにする

出典:糖尿病治療ガイド2022-2023より作成

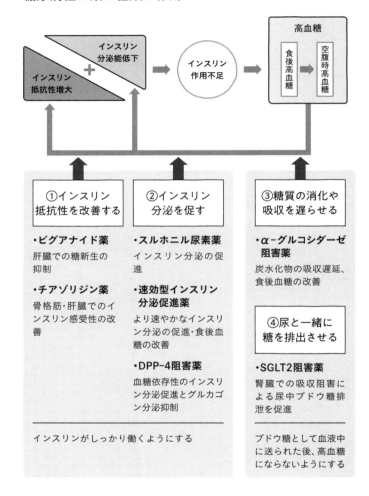

の方、経口薬療法で改善がみられない方などに用いられることが多い方法です。

本書では経口薬についてお話ししていきます。

薬は、血糖値を正常に保つことができるようにするためのもの。患者さんの状況をみながらどの薬にするか医師が決めて処方します。

経口薬はその効果によって、大きく分けて**①インスリン抵抗性を改善する薬、②インスリンの分泌を促す薬、③糖質の消化や吸収を遅らせる薬、④尿と一緒に糖を排出させる薬の４種類**に分類することができます（右ページ参照）。

最初の二つはインスリンがしっかり働くようにするために用い、後の二つはブドウ糖として血液中に送られた後、高血糖にならないようにするために用います。

①インスリン抵抗性を改善する薬

ビグアナイド薬は、肝臓で糖新生が過剰に起こるのを抑制したり、消化管からの糖の吸収を抑えたりします。

チアゾリジン薬は、肝臓や骨格筋、脂肪組織でインスリンが働きにくくなっている状態を改善します。

②インスリンの分泌を促す薬

スルホニル尿素薬（SU薬）は、膵臓のβ細胞に働きかけてインスリンの分泌を円滑にして血糖値を下げます。服用から短時間で血糖値が下がるのが特徴。

速攻型インスリン分泌促進薬は、SU薬と同じく膵臓のβ細胞に働きかけます。同じく服用から短時間で血糖値が下がるのが特徴です。

スルホニル尿素薬は種類によって服用するタイミング（食前、食後）や回数（朝、朝夕）が異なりますが、速攻型インスリン分泌促進薬は1日3回、食前に服用するという特徴があります。

DPP-4阻害薬は、その名前の通り、DPP-4という分解酵素の働きを妨げる働きをします。食事をするとインクレチンというホルモンが小腸から分泌され、血糖値を上げるグルカゴンの分泌を抑えます。ところが、この血糖値上昇を抑えてくれるインクレチンは、ＤＰＰ-４によって短時間で分解されてしまいます。そこで、ＤＰＰ-４を抑制してインクレチンがしっかり働くようにするのがこの薬です。

③糖質の消化や吸収を遅らせる薬

α-グルコシダーゼ阻害薬は、消化分解酵素であるα-グルコシダーゼの働きを抑え、腸内で糖の消化や吸収を遅らせることで、食後血糖値の急上昇を防ぎます。

④尿と一緒に糖を排出させる薬

ＳＧＬＴ２阻害薬は、腎臓で糖が再吸収されるのを抑え、糖を尿と一緒に排出して血糖値を下げる働きをします。

経口薬には、それぞれ効き方や服用すべきタイミングや回数に違いがあります。患者さんの状況をみながら医師が決めて処方すると前述しましたが、高血糖の状況はもちろん、肥満傾向があるかどうか、他に既往症を持っているかなどにより、どのように処方するか判断されます。

薬を飲んでいるから大丈夫と過信しない

経口薬の服用を始めると血糖値の改善が認められるようになるので、「もう大丈夫だろう」と考えて、食事療法・運動療法をやめてしまう人がいます。

繰り返しますが、**薬を服用することは高血糖に対処しているだけです。治しているわけではありません。**

2型糖尿病は、食事の不摂生や運動不足、あるいはストレスなどがあって発症するわけですから、この原因を解決せずに、薬だけ服用するというのは、決して良い結果につながりません。

薬物療法を開始しても、食事療法と運動療法を続ける必要があるということです。食事療法・運動療法を継続することで、体重の増加を防ぐことができ、薬の量を少なくしたり、服用せずにすむようにもなります。

「療法」というと堅苦しく感じて「嫌だなあ、薬を服用するだけなら簡単なのに」と思う人もいるかもしれませんが、第3章で紹介した食事の見直しと、第5章で紹介するコツコツ体操から始めてみましょう。

また、糖尿病の薬にも**「二次無効」**といって、同じ薬を長期間服用し続けていると効き目が悪くなることがあります。これは主にスルホニル尿素薬（SU剤）で起こります。服用しても血糖値が下がらないというときは、このせいかもしれません。

服用のタイミングと回数を守る。勝手に変えたりしない

かつて薬剤師として、糖尿病の患者さんと接して感じたことがあります。それは、**危機感がない人がいる**ということ。

血糖値が高い状態が続くのは、身体にとってとても負担が大きいことなのに、**「薬を飲んでいれば大丈夫」**と過信していたり、**「うっかり飲むのを忘れた」**と笑って話す人もいました。また、**「飲み忘れたから次に2回分飲んだ」**とか、**「食前に飲むのを忘れたから食後に飲んだ」**とか、**「血糖値が下がらないから多めに飲んだ」**などと話す人も。

薬は服用のタイミングと回数、服用量が決まっています。とくに血糖値に関する薬は食前に服用するか食後に服用するかが決められているものもあり、そのとおりに服用しないと効果が出にくくなります。回数を守ることも大切です。もちろん、多く飲

みすぎてはいけません。

お薬をお渡しした患者さんの事例でこんなことがありました。

血糖値を下げる薬を飲んだタイミングでお客さんが来たので2時間おしゃべりしたら、低血糖で倒れてしまったというのです。食事で血糖値が上がることを予測して、そうならないように飲む薬なのに、食事ができないままでいれば血糖値をどんどん下げてしまって低血糖が起こるのは予想がつきますよね。

また、血糖値を下げる薬を飲んでから入浴して、低血糖で倒れて救急車で運ばれた人もいました。**入浴は運動と同じようにエネルギーを消費するので血糖値を下げます**が、それを理解していなかったのかと、とても残念に感じました。とくに入浴中に倒れると、溺れたり、タイルや浴槽に頭や身体をぶつける可能性があるので、とても危険です。

こんな人ばかりではないと思いますが、「薬を服用するなら適切に」をしっかり守ってくださいね。

副作用があることを理解しておく。とくに怖いのが低血糖

また、糖尿病の薬に限らずですが、薬には副作用があります。それぞれの経口薬の顕著な副作用は表に示したとおりです。

一番多いのが**低血糖**。糖尿病の薬物療法を行う中で、最も高頻度に見られる急性の合併症です。

ただし、低血糖は、薬の副作用としてだけ起こるのではありません。先ほどお話ししたように薬を服用するタイミングを間違えたり、食事の時間がずれたり、炭水化物の量が少なすぎたり、いつもより多く運動したときなどにも起こりやすくなります。

経口薬の副作用

経口薬		副作用
❶インスリン抵抗性を改善する	ビグアナイド薬	吐き気、下痢、筋肉痛（いずれもとくに飲み始めや量を増やしたときに起こりやすい）
	チアゾリジン薬	体重増加、貧血、むくみ（女性に多い）
❷インスリン分泌を促す	スルホニル尿素薬（SU薬）	低血糖、体重増加
	速攻型インスリン分泌促進薬	低血糖
	DPP-4阻害薬	低血糖（SU薬と併用したとき）
❸糖質の消化や吸収を遅らせる	α－グルコシダーゼ阻害薬	お腹が張る、おならが出やすくなる、下痢（いずれもとくに飲み始めや量を増やしたときに起こりやすい）
❹尿と一緒に糖を排出させる	SGLT2阻害薬	頻尿・多尿・脱水・尿路感染症・性器感染症（女性に多い）

血糖値が70mg／dL以下になると、**初めは冷や汗、顔面蒼白、動悸**などがあらわれ、もう少し進むと**手足の震え**が起こります。さらに進行して50mg／dLくらいを下回ると**中枢神経障害の症状として、生あくびが出たり、疲労感が高まったりします。**さらに進むと**意識障害、けいれん**を起こし、**昏睡状態**になることもあります。

高齢者は低血糖の発現頻度が多いのですが、加齢とともに鈍感になっていることが多く、これらの症状を自覚しにくくなるので注意が必要です。

低血糖は命に関わるので、低血糖を起こしていると思ったら、すぐに解消する必要があります。ブドウ糖を服用するなどで、対処しなければなりません。

薬は、服用した人の状況を見ながらいいさじ加減で働く、というわけにはいきません。血糖値を下げる薬は、一直線に下げる働きをします。

そこで服用後に血糖値が下がりすぎる場合に備えて、血糖値を改善する薬と合わせてブドウ糖をお渡しすることがあります。命を守るためには必要なことですが、薬剤師時代、とても納得のいかない矛盾でした。

だからこそ、糖尿病の薬に頼らずにすむ身体になってほしい。そのために本書をまとめました。

さて、最後に薬を服用するときの注意点を挙げておきます。

◎指示された、服用のタイミング、回数、量を守る
◎自己判断で服用をやめない
◎服用し忘れたからといって、次回に２回分服用したりしない
◎副作用に敏感になり、副作用かもと感じたら、すぐに医師に相談する
◎食事と薬の服用はセット。食事が摂れないときに薬だけ服用するのはＮＧ

市販薬などとの飲み合わせに注意しよう

糖尿病の経口薬は、種類によっては他の疾病の薬との飲み合わせが血糖のコントロールに影響することもあります。病院などで医師に処方してもらうときは、自分が飲

んでいる薬を知らせて、確認してもらいましょう。

ちょっとした発熱や胃腸の調子が悪いときなど、薬局やドラッグストアで一般の市販薬を利用したいこともあると思います。ただ、中には飲み合わせが良くないと考えられるものもあるので、注意が必要です。本書では一般的な内容をご紹介しますが、糖尿病の投薬を受けている人は、薬剤師に相談して市販薬を購入してください。

●アスピリン

総合感冒薬や解熱鎮痛剤に含まれていることが多い成分です。**アスピリンは血糖値を下げる作用**があるため、薬の飲み合わせによっては低血糖を招く恐れがあります。

●プソイドエフェドリン、フェニレフリン、メチルエフェドリン、メトキシフェナミン

総合感冒薬や鼻炎薬、咳止めに含まれていることが多い成分です。いずれも交感神

経を刺激する作用があり、グリコーゲンの分解を促して**血糖値を上昇**させます。

●麻黄《マオウ》

漢方製剤や生薬配合の感冒薬などに含まれることがある成分です。麻黄の主成分であるエフェドリンはグリコーゲンの分解を促して**血糖値を上昇**させます。

●ジアスターゼ

総合胃腸薬などに含まれていることが多い成分です。ジアスターゼは炭水化物の消化を促します。α-グルコシダーゼ阻害薬を服用している場合、その効果と相反します。

そのほか、特定保健用食品（トクホ）に含まれることがある、**トウチエキスやグァバ葉ポリフェノールは、糖の吸収を遅らせる作用**があります。

α‐グルコシダーゼ阻害薬を服用している場合、その作用を強めてしまう可能性が考えられます。

また、α‐グルコシダーゼ阻害薬の副作用である、お腹が張ったり、おならが出やすくなるなどの症状が亢進する可能性もあります。

第5章

コツコツ体操で糖尿病を遠ざける

筋肉を動かす、基礎代謝の良い身体づくりが肝心

「糖尿病を改善するには、食事と運動が2本柱」とお話しすると、「運動は苦手だし、続かないからなあ……」と答える方が少なくありません。

でも、「運動」と大げさに考える必要はないのです。もちろん、定期的にウォーキングやジョギングをしたり、ジムに通ったりすることができればいうことはありませんが、張り切って始めても続かなくなってしまったとき、やめてしまった自分にがっかりするだけですから、無理は禁物。

では、何をすれば良いのか。

それをお話しする前に、**なぜ糖尿病に運動が大切なのか**をお話ししておきましょう。

運動するときには、身体の筋肉を使います。そして運動することで筋肉量は増えま

す。ここまでは、みなさん良くご存じかと思います。

実は筋肉を動かすと、血液中のブドウ糖を取り込もうという働きが起こりますから、血糖値を下げることにつながるのです。

身体に脂肪をためないようにと極端に食事を減らすことを続けていると、身体が飢餓状態にあると判断して、脂肪細胞だけでなく、筋肉も消費してしまいます。筋肉は、もっともエネルギーを消費してくれる組織ですから、筋肉が減った分だけどんどん消費エネルギーも減っていきます。いわゆる基礎代謝が低い状態になってしまうわけです。

でも、筋肉を動かして、筋肉を増やせば、基礎代謝が高い身体を作ることができます。たくさん食べても消費しやすい身体になるということです。

もちろん、ムキムキになる必要はありません。適度に筋肉のある身体を作って、適切にエネルギーを消費できるようになりましょう。

いつでも、どこでも「コツコツ体操」

さて、そこでおすすめなのが、道具もいらない、場所も選ばない、脚を動かすだけの「コツコツ体操」です。

何が「コツコツ」なのかというと、ポイントは**「骨」。骨に刺激となる運動をすることで分泌される、オステオカルシンという物質が良い効果を発揮するから。**そして、いつでもどこでも、少しでいいから「コツコツ」続けるからです。

オステオカルシンは骨に刺激を与えることによって骨芽《こつが》細胞というところから分泌され、**膵臓の働きを高めます。**それによって、インスリンの分泌や細胞に取り込まれやすくする感受性を促したり、筋肉や脂肪細胞に働きかけて、血糖値を下げ、糖やエネルギー代謝を助ける働きをします。また筋力を若く保つ働きがあるので、疲れにくい身体作りにつながります。

ちなみにオステオカルシンは血流にのって脳にたどり着くと、海馬を刺激して記憶力を高めることでも知られており、認知機能を高める効果も期待されています。

そして、もう一つ、この後おすすめする「コツコツ体操」で効果が期待できるのが、**マイオカイン**の働き。

マイオ＝「筋」、カイン＝「作動物質」で、筋肉の収縮により筋肉から分泌されるさまざまな物質の総称です。糖や脂肪の代謝を促して脂肪肝を改善したり、膵臓の働きを促してインスリンの分泌を高めたりすることがわかっています。

骨に刺激を与える動きができればオステオカルシンが、筋肉を動かせばマイオカインの働きが期待できます。

糖尿病を遠ざけるために一番簡単にできるコツコツ体操は、野菜をイメージした体操「ベジタサイズ」の一つである「麦踏みエクササイズ」です。これは、私が主宰している正しい歩き方を学ぶ「ハッピー☆ウォーク」でおすすめしているものです。麦踏みエクササイズは、「麦踏み」のようにかかとを床に落として刺激を与えることから命名しました。これまでの著書でもみなさんに紹介してきた体操ですが、糖尿病を改善するためにも最適。「麦踏みエクササイズ」は立っても、座った状態でもできるのもおすすめポイントです。

太ももの筋肉も「コツコツ」使おう

身体の中でもっとも大きいのは太ももの表側にある筋肉、大腿四頭筋《だいたいしとうきん》。筋肉が大きければ消費するエネルギーも大きいので、この筋肉をしっかりつけて動かすことでマ

コツコツ体操で期待できる効果

①骨を刺激する

骨の細胞が作るオステオカルシンは、わずかな量が抜け出て血中を循環し、全身の臓器に働きかけるメッセージ物質。膵臓のβ細胞にも作用してインスリンの分泌を促す。すると、分泌されたインスリンは、筋肉、脂肪細胞などに働きかけて、血糖値を下げ、エネルギー代謝を助ける働きをする。また、インスリンが作用する細胞に働きかけてインスリン感受性を改善する。

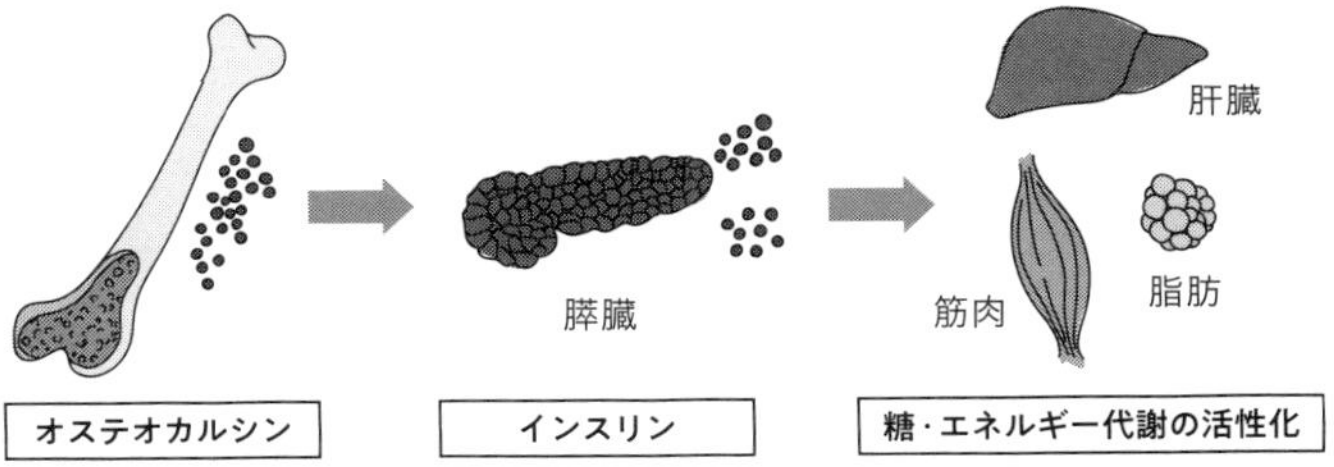

出典:Mizokami et al(2017)Osteocalcin and its endocrine functions *Biochemical Pharmacology*;(132)1－8

②筋肉を刺激する

筋肉を収縮することで分泌される生理活性物質をマイオカインと呼ぶ。現在わかっているだけでも数百種類のマイオカインが分泌され、ほかの臓器に影響を与えている。

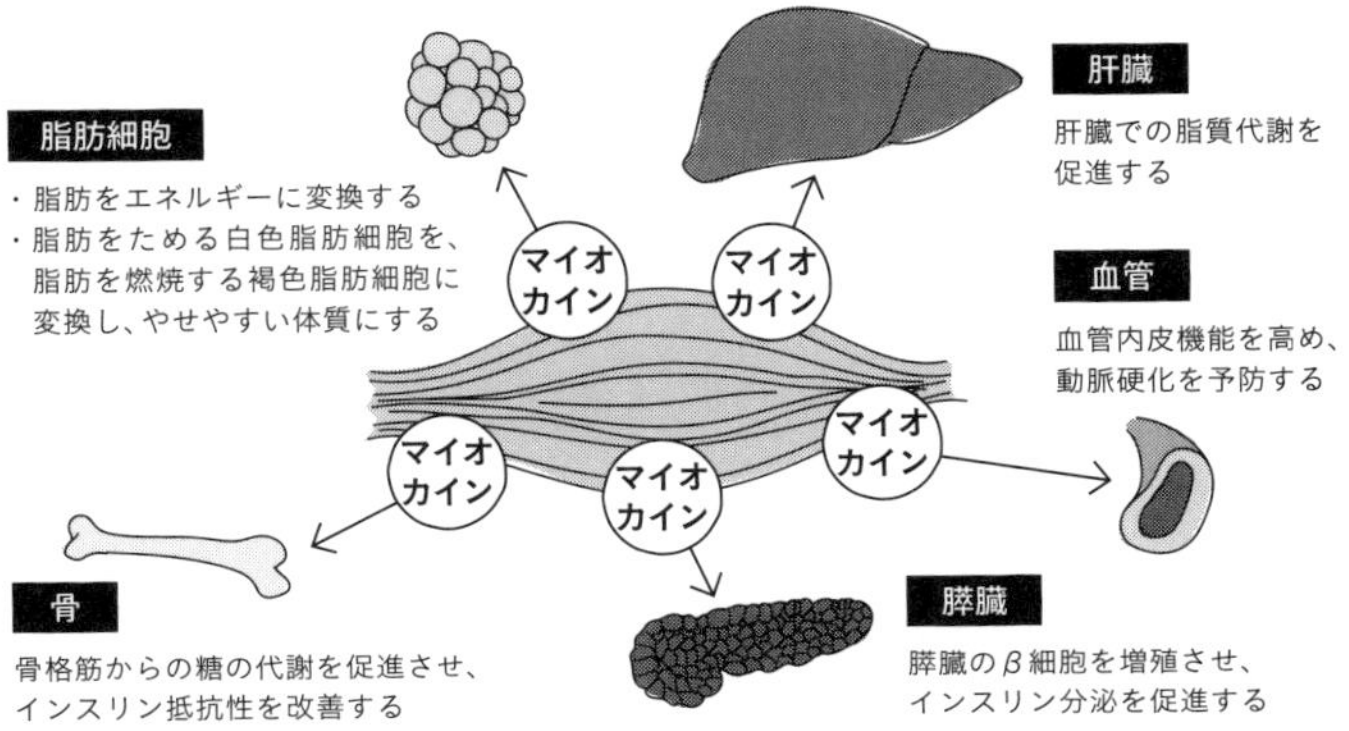

出典:Pederson et al(2012)Muscles,exercise andobesity:skeletal muscle as a secretory organ *Nature Reviews Endocrinology* (8)457-65

コツコツ体操＊立って行う麦踏みエクササイズ

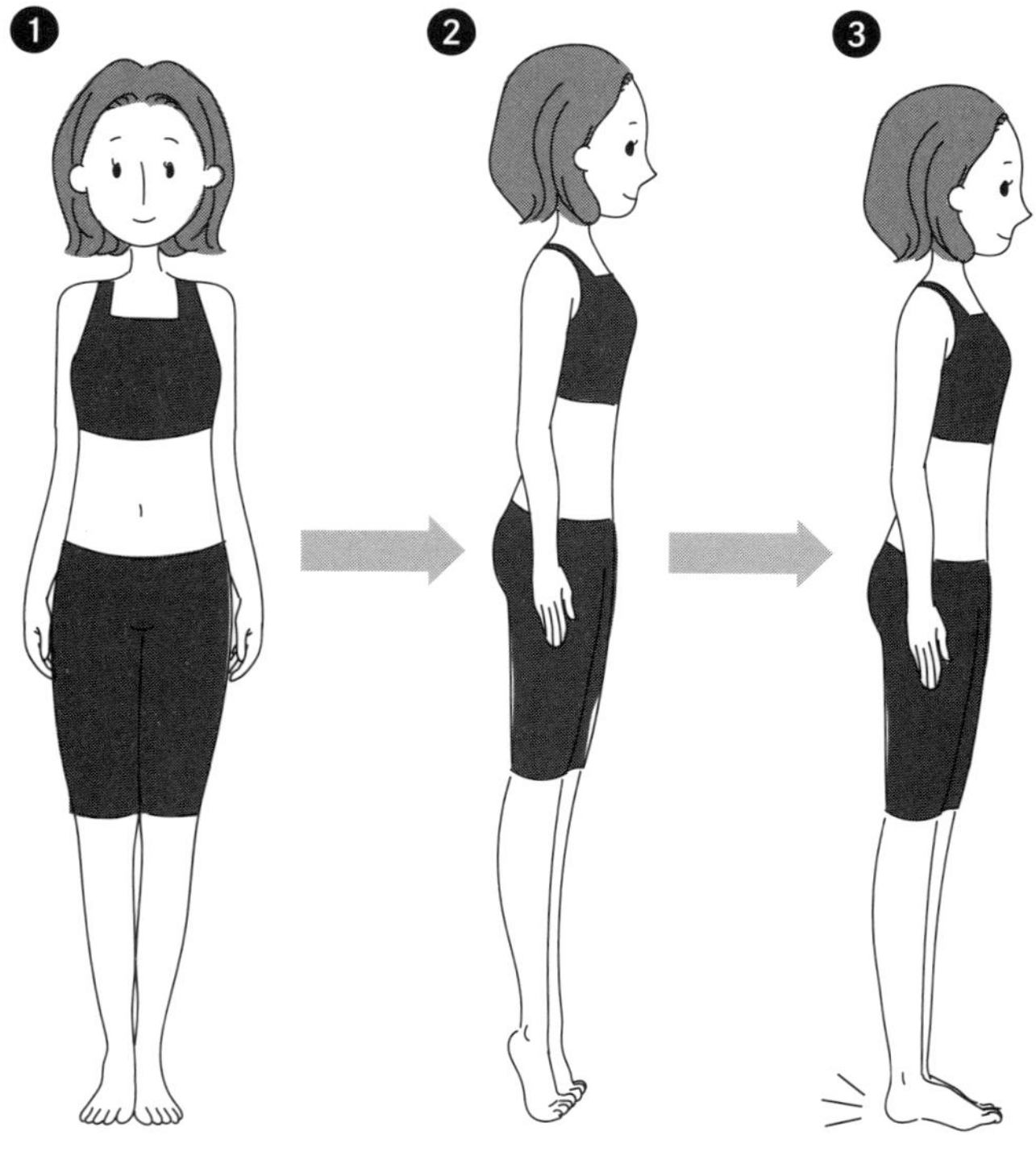

❶ 両足をぴったりつけて、
つま先とかかとを
平行にして立ちます。

❷ つま先立ちになり、
ふくらはぎが
ぎゅっと縮んでいることを
意識します。

❸ かかとをトンと
下ろします。

❷のときにマイオカインが、
❸のときにオステオカルシンが分泌されます。

コツコツ体操＊座って行う麦踏みエクササイズ

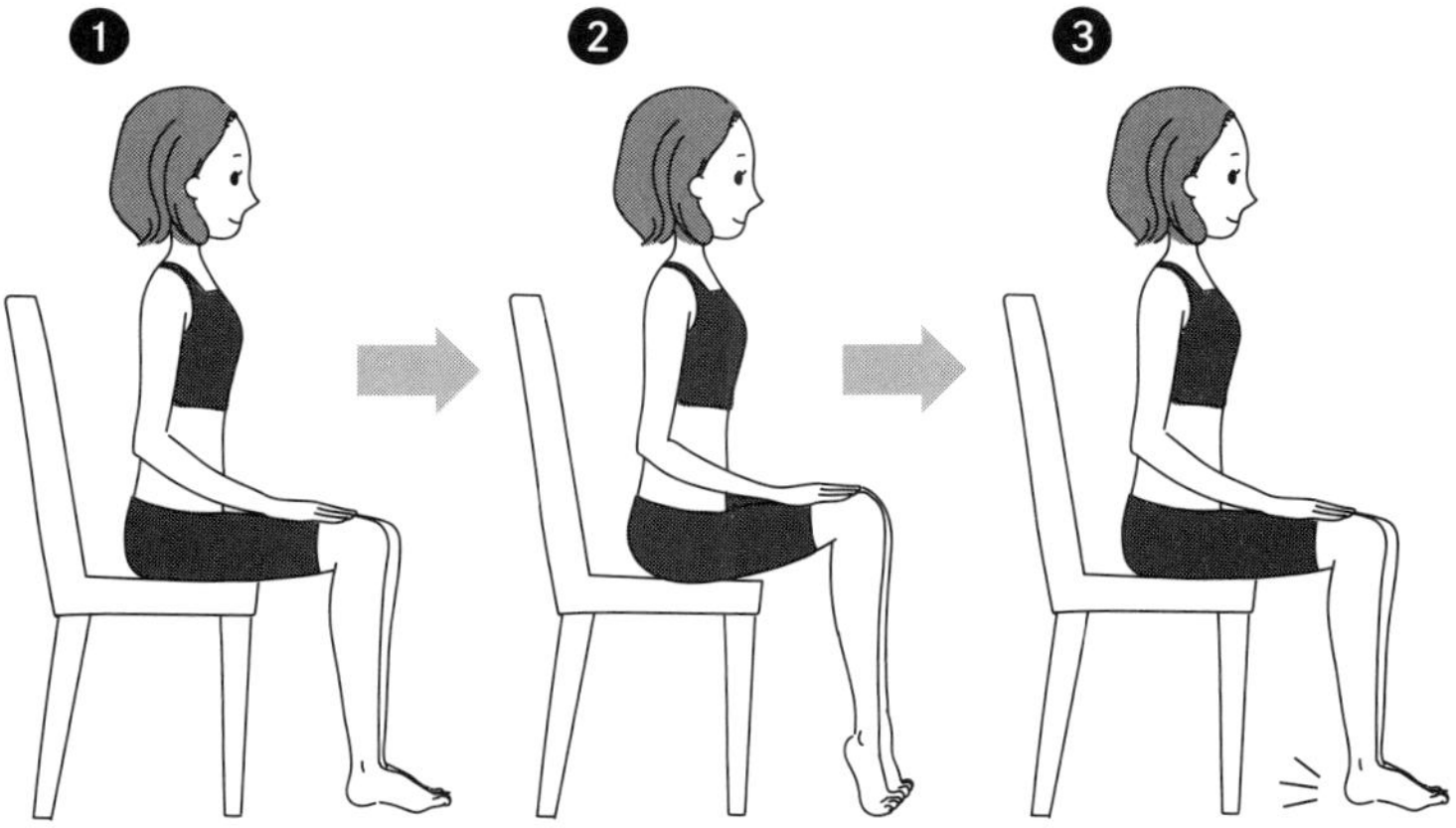

❶
椅子に浅く
腰をかけます。

❷
つま先立ちになり、
ふくらはぎが上に
動いたことを意識します。

❸
かかとをトンと
下ろします。

❷のときにマイオカインが、
❸のときにオステオカルシンが分泌されます。

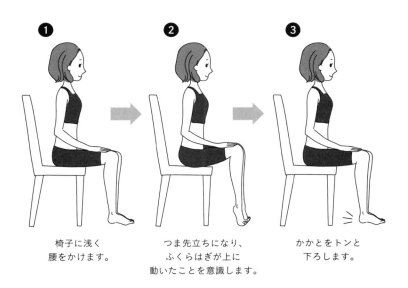

コツコツ体操＊座ったまま脚上げ

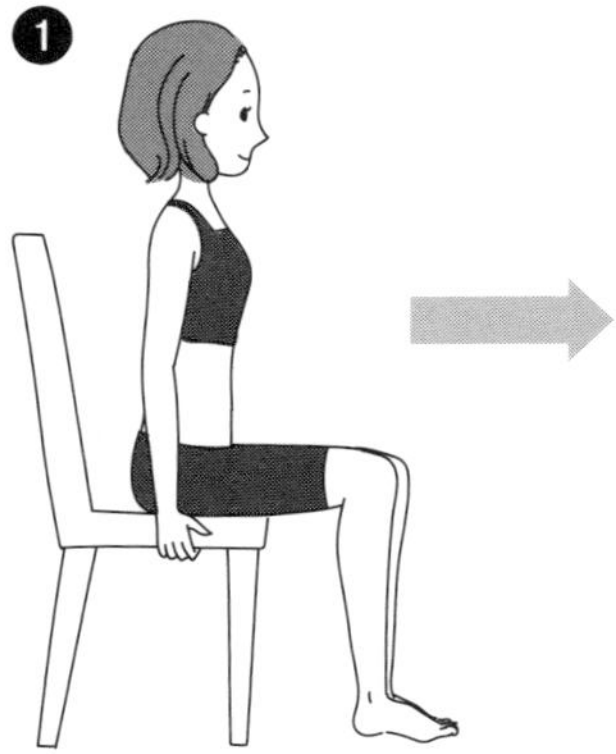

椅子に浅く
腰をかけます。

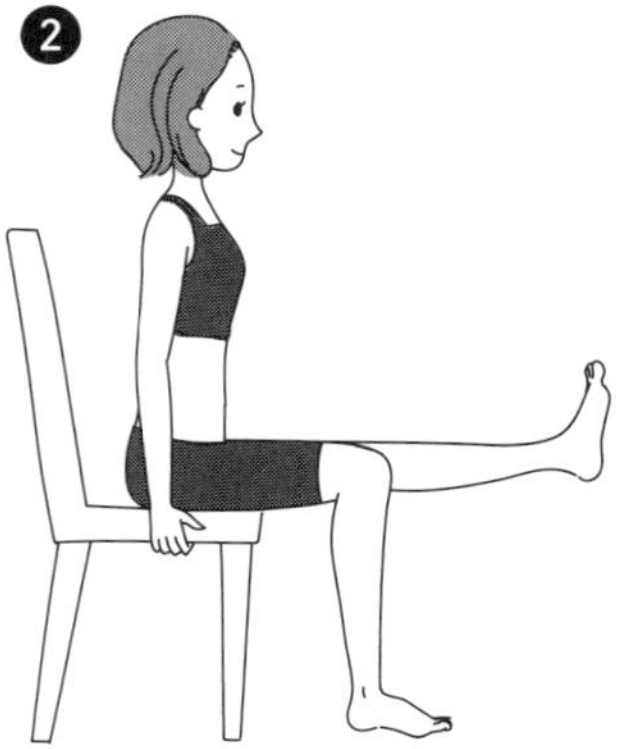

つま先を上に向けて
かかとが90度曲がるようにして
脚を水平の位置まで上げます。

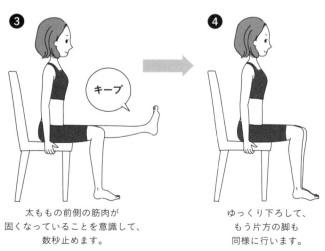

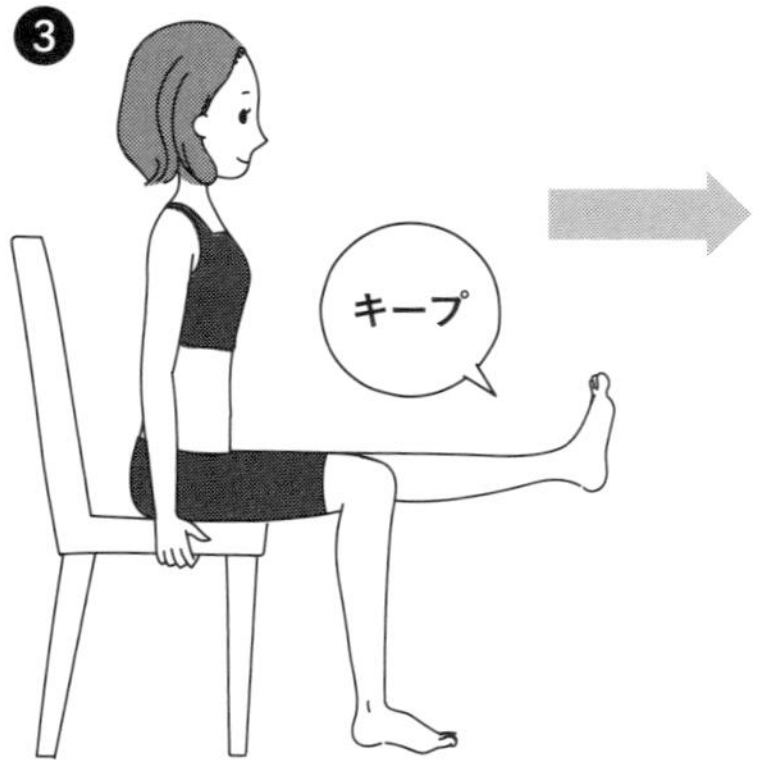

太ももの前側の筋肉が
固くなっていることを意識して、
数秒止めます。

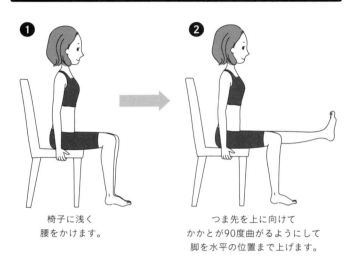

ゆっくり下ろして、
もう片方の脚も
同様に行います。

コツコツ体操＊立ち座りゆるスクワット

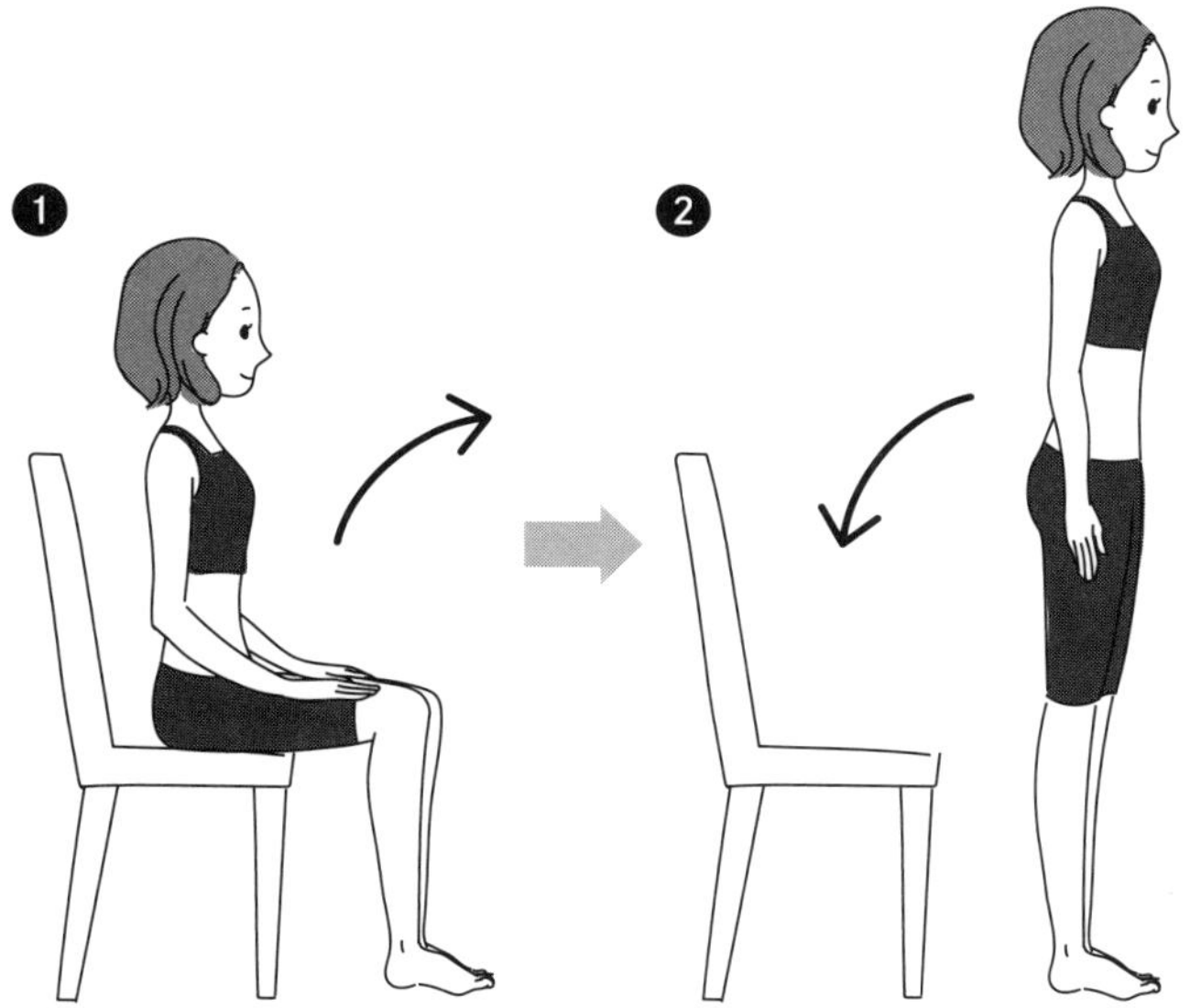

椅子に座り、数秒かけて
ゆっくり立ち上がります。
反動をつけずに太ももの力で
立ち上がりましょう。

立ち上がった姿勢から、
数秒かけて、またゆっくり座ります。

❶と❷で太ももの筋肉が固くなることを
意識できればOKです。

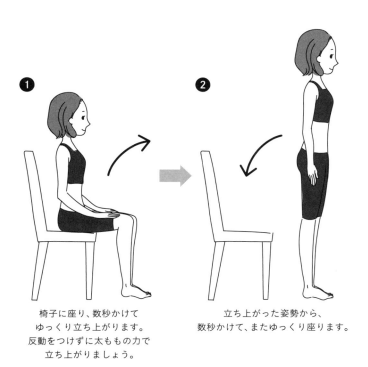

イオカインがよく働くことが期待できます。

といっても難しい運動はしなくてOK。座ったままで、そして立ったり座ったりするときにできる体操でも十分なのです。

「リマインドカード」で「コツコツ」を忘れず続けよう

「こんなに簡単な体操でいいの?」と思っていただけたでしょうか。

そうです、とても簡単な体操なのです。大切なのは「コツコツ」続けるのを忘れないこと。

そこでおすすめなのが、「リマインドカード」です。

自分の生活の中で、忘れずに「麦踏みエクササイズ」などをしようと思う場所に「リマインドカード」を貼っておきましょう。本書の頭と最後につけてありますから、適宜ご利用ください。もちろん、ご自身で作られても結構です。また、「お客様が来たときにちょっと恥ずかしいかも……」というのであれば、好きなシールや付箋を貼っておく、などでもかまいません。

要は、「リマインドカード」、あるいはシールや付箋を見たときに、「あ、そうだ」と「コツコツ体操」をやることを思い出せればよいのです。

「立って行う麦踏みエクササイズ」なら歯磨きをしながら、あるいは食事の準備や洗い物をしながら、「コツコツ」。

ベランダなど、洗濯物を干す場所でもいいと思います。洗濯物を干しながら「コツコツ」。

電車で通勤されている方なら、通勤タイムに「コツコツ」。スマホのリマインド機能を使って、メッセージが届くようにするのもおすすめです。

「座って行う麦踏みエクササイズ」や「座ったまま脚上げ」、「立ち座りゆるスクワット」なら、テレビを観ながらでも「コツコツ」できます。

「座って行う麦踏みエクササイズ」なら、新聞を読みながらや友達と電話をしながらでも「コツコツ」できるでしょう。

「コツコツ体操」が習慣化してきて、「リマインドカード」なしでも継続できるようになれば、しめたもの。家の中だけでなく、カフェでお茶を飲んでいるときも、会社で仕事をしながらでも、いつでも「コツコツ」しませんか。

コツコツ体操は、ご自分のペースで。何回でも良いのですが、少し疲れたかなと思うくらいを目安にしましょう。

ちょっとした空き時間を見つけて正しい姿勢でウォーキング

コツコツ運動だけでなく、私がおすすめしたいのは、ウォーキングです。

とくに糖尿病と診断されて投薬を受けている方、本気で糖尿病薬をやめたいと思うなら、１日30分程度のウォーキングを続けてみませんか。

でも普段あまり歩いていない人が、いきなり30分のウォーキングをするというのは、ちょっと難しいかもしれません。１日か２日はできても、３日坊主で終わっては元も子もありません。

それなら、短い時間でもいいですから、正しい姿勢で歩いてみましょう。

◆正しい姿勢で歩くとたくさん空気が吸えて気分もすっきり

まずは正しい姿勢をご紹介します。

①肩甲骨《けんこうこつ》を緩めて、肩を後ろに引くようにして胸を開く

②まっすぐ前を見る

③前に出した脚と同じ側の腕を後ろに引く

これで正しい姿勢になります。

大切なのは、猫背にならないことです。普段歩いているときの姿勢を思い出してみてください。足元に視線をおいて猫背になっていませんか。

猫背になると胸が狭まって酸素が入りにくくなるので、呼吸が浅くなります。すると身体の中に入る酸素の量が少ないので、自然と呼吸が早くなります。しかし、胸を開くと自然に深呼吸がしやすくなるので、呼吸は深く、ゆっくりになります。

実は、人間を含め、動物は寿命と呼吸数が決まっています。だから早く呼吸をする

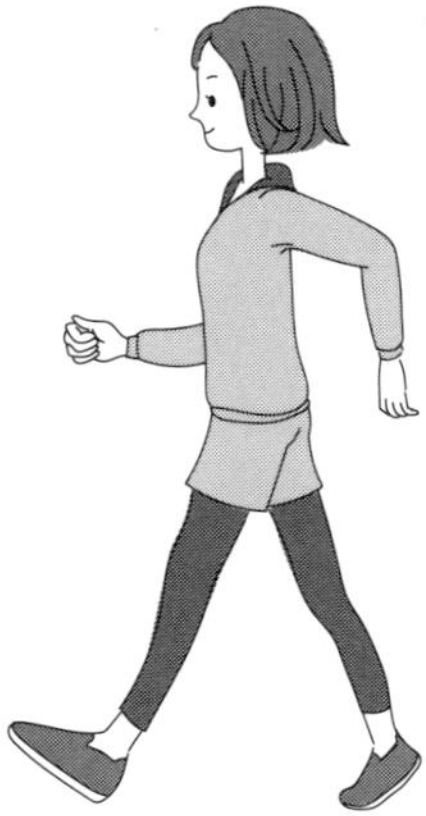

よりもゆっくり呼吸をするほうが、呼吸数が減り、健康寿命が延びることにつながります。

そしてこの姿勢で歩くと、自然と視線が上がり、明るい気持ちで歩くことができます。ぜひ、お試しください。

◆腕は前に出すのではなく、後ろに引くのが正しい歩き方

次に歩き方です。

胸を開いて歩くのが良いとお話ししましたが、子どものころ、〝手をしっかりふって歩く〟と教わった人は少なくないでしょう。こうして歩くと、手は前に出すという歩き方になり、手を前に出すことを意識すると、胸を開く姿勢が取りにくくなります。それよりも、肘をほどよく曲げて後ろに引くことを意識すると、自然と胸を張る姿勢になり、胸が開きやすくなります。

左脚を前に出してかかとをついたら、そのまま左脚に体重をのせ、つま先で蹴り出します。右脚も同じように。このとき、前に出す脚と同じ側の腕を後ろにぐっと引きます。これが重要なポイントです。

こうして歩くと、ふくらはぎがしっかり働きます。そして、それほど意識はできないと思いますが、太ももの筋肉もよく動いているのです。

かかとを着くことを意識するとオステオカルシンが、そして、「第二の心臓」といわれるふくらはぎや身体の中で最大の筋肉がある太ももをしっかり動かすことでマイオカインが働きます。

◆ウォーキングは楽しみながら続けよう

ウォーキングはすきま時間を見つけて、いつでも好きなときに。

そして、せっかくなら、リズミカルに歩くことも心がけましょう。リズムを刻んで歩くと、脳から幸せホルモンのセロトニンがたくさん分泌され、歩くことが楽しいと思えればリラックス状態のα波も出ます。楽しく歩くことで、体中をパトロールするナチュラル・キラー細胞も活性化されます。

歩数の目安があるほうが良いということなら、一日７０００歩を参考にしてはいかがでしょうか。これは日本人の平均歩数だそうです。

通勤に車を使っている人などは、あまり歩く習慣がないかもしれません。急に７０００歩が難しければ、普段の行動にプラスαをして、増やしていくこともできます。たとえば、１０００歩は約10分、距離にして6～７００ｍです。家や仕事場から5分くらいの距離の場所にある何かお気に入りを見つけて、そこまで往復してくれば、それでプラス１０００歩達成です。

歩数計は携帯するのを忘れてしまいそうですが、今はほとんどのスマホには歩数計機能がついていて毎日の歩数を比較したり、一週間ごとにまとめたりして見ることができます。この機能を利用すれば、楽しみながら続けられると思います。

最初に大きな期待をしすぎないこと。じっくり、ゆっくり身体は変わっていく

「よし！　やるぞ！」と決意して、「コツコツ体操」を始め、ウォーキングを取り入れても、初めのころは見た目ではそれほど変わらないことが多いと思います。

でも、継続することで、身体は確実に変わっていきます。たとえば、体組成計を活用してみてください。内臓脂肪や筋肉量の変化がきっとみえてくるはずです。

どのくらいで効果を実感できるかは人それぞれですが、始める前と後では、全く違う道を歩いていることに、必ず気づくときがきます。

「あのときに決意して始めて良かった！」ときっと思えるはずです。

おわりに

2型糖尿病は、生活習慣病の一つ。生活習慣を改善すれば、必ず好転していきます。

ただ、「生活習慣の改善」と聞くと、なんだか難しくて、とても大変なことのように感じてしまう人が多いのも事実です。

なぜなら、それは、今の生活がご自身にとって快適だから。

でも、その〝快適〟だと感じている状況が、自分の健康を害していて、だんだんQOL（クォリティ・オブ・ライフ）、生活の質が下がってしまうとしたら、どうでしょう。

糖尿病は、初期のうちは自覚症状もほとんどありませんし、糖尿病と診断されてからも服薬が効果を発揮することのある疾病です。

「薬を飲めばふつうに暮らせるなら、それでいい」と思いますか？

でも、薬には副作用がつきものです。

そして糖尿病の経口薬には低血糖を起こしてしまうものもあり、ふらついたり意識をなくしたりして転倒し、頭などを打つと命に関わる事故につながることもあります。

また、長く服用していると効かなくなることもあります。


本文中でも触れましたが、私は薬剤師時代に、糖尿病の経口薬を服用している人の中に処方の指示に従わず適当な飲み方をしている方がいらっしゃるのを、とても怖く感じていました。そして、薬が効きすぎて低血糖を起こしてしまったときのためにブドウ糖も併せてお渡しすることに、やりきれなさも感じていました。

病気になった人に元気になってほしいと思って薬剤師になったのに、糖尿病に限らず、薬に頼りきりになって病気を悪化させたり、ほかの病気を発症してしまう人をたくさん見てきました。

果たしてこれは、正しい姿だろうか……。

薬を服用することは身体が発している悲鳴にふたをしてしまうことです。自分の身体が発する声に耳を傾けることが重要だと思いました。

そして、薬に頼りきりにならずに自立した生活ができるような方法を考えて広めていくことが、多くの人を助けることになると思い至り、薬を使わない薬剤師として活動を始めたのです。

日本人に多い糖尿病予備群の人が糖尿病を遠ざけ、すでに糖尿病の経口薬や注射薬を使用中の人が薬を減らしたり、やめたりできるようになるには、どうしたら良いか。

この問いに対する答えが、本書にあります。

2型糖尿病の多くの方に脂肪肝があり、肥満でなくても糖尿病にかかりやすいということに、驚かれた方も多いでしょう。

長年の生活習慣をガラッと変えるのは難しいかもしれません。

でも、まずは少しで良いのです。

食事面でも運動面でも、少し変えるだけで、効果を感じられる日が必ずきます。

そうしたら、次の一歩です。

服のサイズを1つ下げたい、スイスイ歩けるようになりたい、外食するときのメニュー選びの達人になりたい……など、自分が楽しめる目標を作って、より健康的な生活に変わっていくことも楽しんでほしいと思います。


何より、頑張りすぎないことも大切と肝に命じてください。

糖尿病の患者さんの中には、「食事の糖質を減らしているし、毎日1万歩歩いているのに、全然効果がでない！」と憤《いきどお》ってしまう人がいます。

本書内でもお話ししましたが、血糖値はストレスとも関わりがあるので、「こんなに努力してやっているのに！」という怒りやイライラの気持ちが血糖値を上げている可能性もあるのです。ですから食事の改善もコツコツ体操も頑張りすぎず、少しずつ気長に続けてください。

一人でも多くの方が自分の健康を自分で守ることができるようになりますよう、この本がみなさんの健康の一助となることを願い、ペンを置きます。

宇多川久美子

著者 宇多川久美子（うだがわ・くみこ）
1959年千葉県生まれ。明治薬科大学卒業。薬剤師・栄養学博士（米AHCN大学）。一般社団法人「国際感食協会」代表理事。（有）「ユアケー」代表取締役。NPO法人「統合医学健康増進会」常務理事。
医療の現場に身を置きながら薬漬けの治療法に疑問を感じ、「薬を使わない薬剤師」を目指す。現在は、自らの経験と栄養学・運動生理学等の豊富な知識を活かし、感じて食べる「感食」・楽しく歩く「ハッピー☆ウォーク」を中心に、薬に頼らない健康法を多くの人々に伝えている。『それでも「コレステロール薬」を飲みますか？』『血圧を下げるのに降圧剤はいらない』『睡眠薬　その一錠が病気をつくる』『薬になるべく頼らず認知症とつきあう方法』『リモートワーク断食』（すべて小社刊）他、著書多数。

宇多川久美子オフィシャルサイト https://kanshoku.org/

Staff
アートディレクション　尾崎文彦（tongpoo）
ブックデザイン　目黒一枝、島崎未知子（tongpoo）
イラスト　宮城あかり
編集協力　佐藤紀子
編集制作　早草れい子（Corfu企画）

参考文献
宇多川久美子監修『歩き方で寿命が決まる！　ベジタサイズ＆HAPPY☆ウォーク』（キラジェンヌ）
宇多川久美子著『リモートワーク断食　半日から始められる簡単ファスティング　みるみるやせて健康になる！』（河出書房新社）
一般社団法人日本糖尿病学会編著『糖尿病治療ガイド2022-2023』（文光堂）
ジェイソン・ファン著、多賀谷正子訳『トロント最高の医師が教える世界最有効の糖尿病対策』（サンマーク出版）
栗原毅著『図解ですぐわかる　自力でみるみる改善！脂肪肝』（河出書房新社）
宮崎滋、小山律子著『組み合わせ自由な新レシピ付き　糖尿病の治療と食事療法』（日東書院）
水野雅登著『薬に頼らず血糖値を下げる方法』（アチーブメント出版）
牧田善二著『医者が教える食事術　最強の教科書　20万人を診てわかった医学的に正しい食べ方68』（ダイヤモンド社）

薬を使わない薬剤師が教える
「第三の脂肪」撃退！糖尿病を不治の病にしない最強の方法

2023年1月20日　初版印刷
2023年1月30日　初版発行

著　者　宇多川久美子
発行者　小野寺優
発行所　株式会社河出書房新社
〒151-0051　東京都渋谷区千駄ヶ谷2-32-2
電話　03-3404-1201（営業）
03-3404-8611（編集）
https://www.kawade.co.jp/
印刷・製本　株式会社暁印刷

Printed in Japan
ISBN978-4-309-29264-9